U0136856

Ħ 華志文化

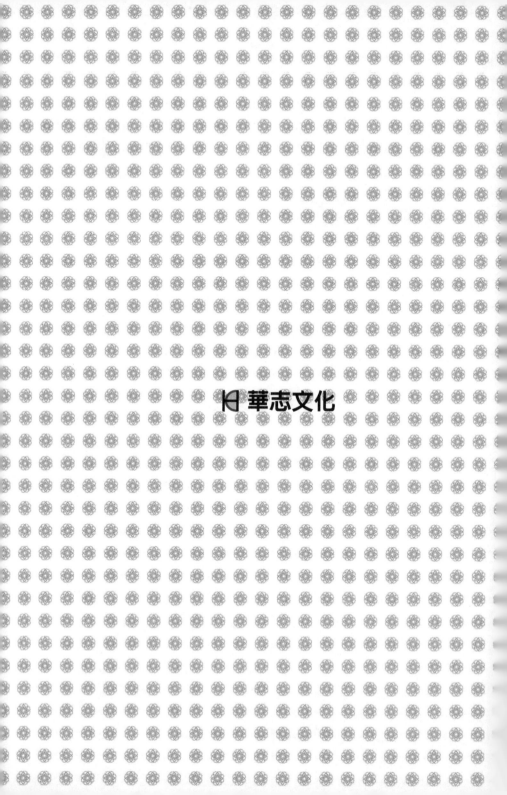

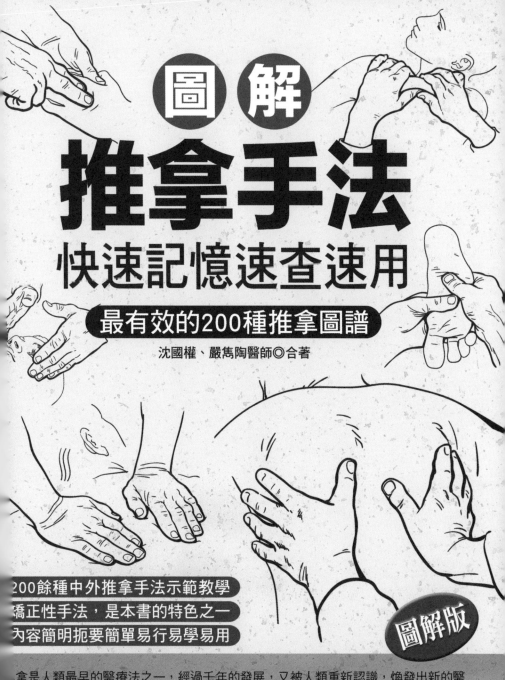

圖解

推拿手法

快速記憶速查速用

最有效的200種推拿圖譜

沈國權、嚴雋陶醫師◎合著

200餘種中外推拿手法示範教學
矯正性手法，是本書的特色之一
為容簡明扼要簡單易行易學易用

圖解版

拿是人類最早的醫療法之一，經過千年的發展，又被人類重新認識，煥發出新的醫
效果。人們深信，作為一種無痛、無毒、無副作用的自然療法，必將在人類的生活
發揮更大的作用。推拿療法乃根據中醫理論，藉由局部、經絡、穴位相結合，並運
各種手法作用於人體的穴位，從而達到治療疾病、使人體恢復健康的效果。

前言

　　推拿是人類最早掌握的醫療方法之一。經過幾千年的曲折發展之後，這一古老的療法又被人類重新認識，煥發出新的青春活力。人們深信，作為一種無痛、無毒副作用、非損傷性、不侵入人體的自然療法，推拿必將在人類的衛生保健事業中發揮更大的作用。

　　推拿手法是推拿治療的基本手段。由於推拿手法本身是一種富於技巧的人體運動形式，很難以文字精確地加以描述，學習手法者也難以僅憑文字描述正確地理解手法操作方式及將此手法操作正確地表現還原。南轅北轍，以非為是者，大有人在。

　　作者從多年的教學工作中體會到，形象教學在推拿手法教學中遠比理論教學更為重要，一幅簡單的圖片所包含的訊息量遠遠超過一篇幾百字的文章，故決定編撰推拿手法圖解，以饗讀者。同時為了更能發揮現代電腦技術對教育方式和效率帶來的進步，還決定出版該書的多媒體電子版本。

　　本書收錄了中外推拿手法 200 餘種，是迄今同類書籍中蒐集較為豐富的。其中的矯正性手法在本書中尤佔有重要的地位，算是本書的特色吧。本書的編寫以圖為主，配以文字說明。對於一些操作較為複雜而臨床較為常用的推拿手法，予以動態圖描繪，以利讀者理解掌握。為了不僅讓中國讀者瞭解國內推拿手法，也讓國外同行瞭解中國推拿手法，本書採用了圖文對照排版。對於初學推拿者來說，本書文字淺顯，繪圖精確，在閱讀上不致有什

麼困難。對於推拿專業人員來說，本書的手法分類體系和對手法的演變分析及最新的國外推拿手法介紹，也將為其帶來裨益。

因編者認知所限，其中的錯誤仍在所難免，望讀者能予以進一步指正，並向廣大讀者表示感謝。

沈國權　嚴雋陶

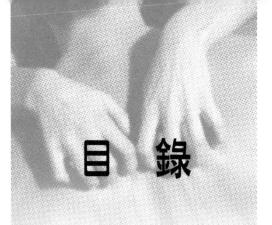

目　錄

第九章　揑拿類手法　　　|77

第十章　振動類手法 ｜ 85

第十一章　叩擊類手法 ｜ 89

第十四章　捊正類手法　　　|105

第十七章　背頂類手法　　　　　　│171

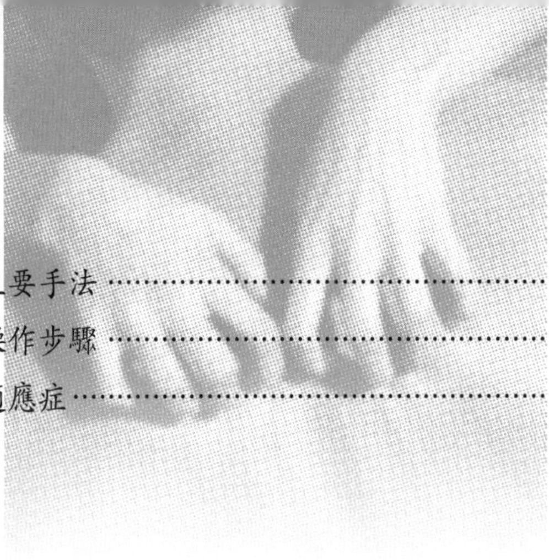

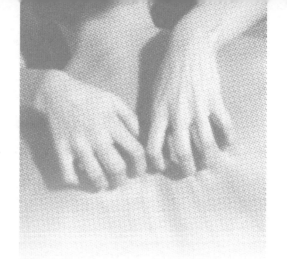

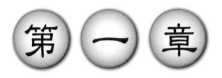

概論

　　按摩手法是推拿治病的基本手段，也是人類最早掌握的醫療方法之一。相傳，我國上古神農時代名醫僦貸季就掌握了按摩技術治療疾病。世界各國古代文明也是如此。例如，16 世紀歐洲探險家在遊記中提到，波利尼西亞群島的原始土著居民雖然還不知道藥物治療方法，卻利用一種獨特的外治法來減輕病痛。當土人患病時，就俯臥在地上，讓小孩不斷地在其背上來回踩踏。透過這一方法，往往能使患者很快感到病情好轉。土人以為，小孩不斷地踩踏背部將驅使鬼魂逃離患者軀體。但中醫學的解釋是，小孩身體的重力，作用於背部督脈和兩側膀胱經，能激發經絡系統的調整作用，治療疾病。

　　所謂手法，是指為了醫療和保健目的，操作者用手或身體其他部位刺激人體體表或活動肢體的規範化技巧動作。由於刺激方式、強度、時間的不同，形成了許多動作不同的基本手法，如按法、拿法、推法；將兩個以上的基本手法結合起來操作，就成為複合手法，如按揉法、推摩法、捏揉法；將一連串動作組合起來操作，並冠以特定的名稱，就稱為複式操作法，如打馬過天河、黃蜂入洞、赤鳳搖頭。

　　推拿手法是一種技能，是一種專業的肢體運動形式，不能與

日常生活中的肢體隨意動作相提並論。推拿手法雖然來源於人類的日常生活動作，如推、拿、按、壓、揉、捏等，但手法的直接作用對象是人體活組織，手法治療的中介是經絡系統，手法作用部位又常存在各種病理改變，故手法必須符合特定的技術要求，遵循嚴格的操作規範，達到高度的操作技能，使手法既能對經絡系統發揮最大的激發作用，又不致對人體局部組織造成傷害，取得最佳的治療效果。中醫推拿歷來重視手法技能在治療中的作用，《醫宗金鑒·正骨心法要訣》云：「傷有輕重，而手法各有所異，其痊可之遲速及遺留殘疾與否，皆關乎手法之所施得宜。」推拿治病主要靠手法技能的運用，而不是靠力氣，更不是靠粗暴蠻力。臨床常見到有些患者經非專業醫師「推拿治療」後，不僅原有的病痛沒有消除，反而造成皮膚破損、皮下瘀斑，甚至引起嚴重醫療事故的發生。不講究操作技能的動作絕不是手法。

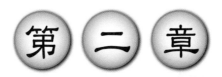

手法的分類

　　中醫推拿素以歷史悠久，流派眾多，手法豐富，技巧性強，適應症廣，療效顯著而著稱於世。本書收錄不同的手法共 200 餘種，但流傳於民間及臨床上的手法種類更多。豐富的手法種類，為推拿臨床治療提供了充分的可選擇性，同時對推拿手法的學習掌握帶來一定的困難。在揭示手法間內在聯繫和演變發展規律的基礎上，科學地對手法進行分類，有助於改進推拿手法理論體系，認識手法的一般規律和特殊規律，提高學生學習、掌握手法操作，提高手法技能及今後在臨床上應用手法進行治療的能力。

　　手法雖然繁多，但可以根據其外力作用方式而劃分為兩門，即《內經》所言的「按」和「蹻」。根據唐代醫家王冰的注釋，「按」為「抑按皮肉」，「蹻」為「捷舉手足」。前者的手法力直接作用於接觸部位，而後者的外力間接作用於遠離接觸部位的關節、肌肉、筋膜。每一門手法又可根據動作特點而分為若干類，每一類手法又包括若干種基本手法，每一基本手法還可根據其接觸部位、動作變化而分為若干種變法。若從手法的主要作用途徑分類，則可以分為機械刺激性手法、機械效應性手法。各類手法間的相互關係如圖表1。

　　在學習前人手法分類思想的基礎上，參考了國外推拿手法分

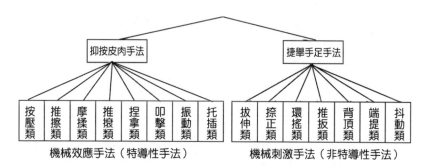

圖 1　推拿手法譜系

類的思想，作者提出一種比較完善的分類體系，與國內外同道商
榷。

一、手法分類的力學標準

　　推拿手法的最基本物理本質是力，手法分類也不能離開其基
本物理屬性——力，外力的作用方式應成為手法分類的依據和準
則。同時，手法分類的目的是便於歸納、闡述手法的一般規律和
特殊規律，為手法的研究、整理、教學和應用服務，為建立推拿
手法理論體系提供框架。因此，手法分類既要注意科學性，又要
注意繼承性，尊重歷史和現狀，不能為分類而分類，造成新的混
亂。

　　考察手法與人體的相互作用方式，基本上可以分為兩種類
型。一種是手法力透過手的接觸而直接傳遞於施術局部組織，引
起局部組織變形和內壓波動。另一種是手法力透過骨骼槓桿及軟
組織的張力作用於遠隔的關節韌帶，引起關節運動狀態的改變。

我們的分類方法就是建立在這一生物力學基礎之上的，也是尊重歷史的表現。前者稱為「抑按皮肉手法」，而後者則為「捷舉手足手法」。

1. 抑按皮肉手法

⑴按壓類手法

凡以與身體體表垂直方向用力的手法都屬於按壓類手法，代表性手法是按法，還包括壓法、點法、掐法等。

⑵推擦類手法

凡在維持一定壓力基礎上，沿身體體表直線移動的手法，都屬於推擦類手法，其代表性手法是推法，還包括擦法、抹法、掃散法等。

⑶摩揉類手法

凡在維持一定壓力基礎上，沿身體體表作環轉運動的手法，都屬於摩揉類手法，其代表性手法是摩法，還包括揉法、運法、旋推法等。

⑷推搌類手法

凡以指端或手背形成曲面接觸，沿體表表面前後搌動的手法，都屬於推搌類手法，其代表性手法是一指禪推法和搌法，還包括屈指推、偏峰推、滾法等。

⑸捏拿類手法

凡從肢體兩側對稱部位向肢體軸心相對用力、擠壓深部組織的手法，都屬於捏拿類手法，其代表性手法是捏法，還包括拿法、抓法等。

(6)叩擊類手法

凡以短促、間斷的力量對肢體進行有節奏擊打的手法，都屬於叩擊類手法，其代表性手法是擊法，還包括拍法、叩法、啄法等。

(7)振動類手法

凡以操作者的肌肉產生高頻率、低振幅的顫動以引起患者肌膚共振的手法，都屬於托插類手法，其代表性手法是振法，還包括擺法、顫法、提顫法等。

(8)托插類手法

凡以手按壓患者肌膚深陷後橫向用力頂托深部組織的手法，都屬於托插類手法，其代表性手法是托法，還包括插法、勾法等。

2.捷舉手足手法

⑴拔伸類手法

凡在關節的兩端施加作用方向相反的力，牽拉關節、骨骼、韌帶的手法，都屬於拔伸類手法。

⑵捺正類手法

凡通過直接施壓於脊柱節段骨質結構上來使之產生節段運動的手法，屬於捺正類手法。

⑶環搖類手法

凡使患者關節產生緩慢、沉穩的環轉運動的手法，都屬於環搖類手法。

⑷推扳類手法

　　凡強制患者關節向某一特定方向運動，以突發、有控制的扭轉、彎曲力突破關節運動障礙的手法，都屬於推扳類手法。

⑸背頂類手法

　　凡以一對作用方向相反而又不在同一水平線上的剪切力強制脊柱後伸，突破某一運動障礙的手法，都屬於背頂類手法。

⑹端提類手法

　　凡握持肢體的遠端或上端後做一突發短促的向上端提動作，以牽開骨關節間隙的手法，都屬於端提類手法。

⑺抖動類手法

　　凡握持肢體的遠端後將肢體作連續快速上下抖動的手法，都屬於抖動類手法。

二、手法分類的作用機制標準

　　考察推拿手法治療時，手法力與生物體相互作用的過程，大致可分為兩個階段。第一階段稱為手法的機械效應階段，表現為生物組織在手法力的作用下出現內壓波動及變形、位移甚至結構的破壞。合適的機械效應，可改變疾病和損傷的病理狀態，如骨關節的位移可糾正骨骼關節的錯位，有限的組織結構破壞可分離軟組織黏連從而達到治療效果。有些手法，主要依靠手法的機械效應來治療疾病和損傷，這類手法一般只適用於特定的關節或部位，具有特定的療效，故可稱關節運動手法。其中，主要矯正骨關節位置異常的手法稱矯正性手法，而主要鬆解軟組織黏連的手法稱為鬆動性手法。

　　第二階段稱為手法的生物學效應階段，生物組織在手法力下

的變形和內壓波動可刺激穴位、經筋、皮部等經絡系統的外周部分，經絡系統對手法壓力引起的感覺傳入衝動產生應答，對局部和整體生命活動進行調整，改變了陰陽的不平衡，流通了氣血，恢復了臟腑的正常功能，從而治癒疾病。許多手法並不能直接改變疾病及損傷的病理狀態，而是作為一種外界刺激信號，推動人體本身固有的調整能力來治療疾病和損傷。這類手法沒有特定的療效，並且不在某一特定的穴位或部位上操作，稱之非特異性手法。由於這類手法本身並不能治療疾病，而是作為一種外界刺激信號，推動人體自身調整功能的發揮來治療疾病，故又稱之為機械刺激手法。

手法分類的這兩種標準，並不是完全平行的，而是又存在著相互交叉關係。

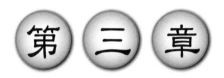

推拿手法的技術要求

一、刺激性手法的技術要求

抑按皮肉門手法中，大多數為刺激性手法，刺激性手法並不是以本身直接的力改變人體的病理狀態而發揮治療效應，而是手法作用於經絡系統，再通過經絡系統的中介，激發人體固有的調整與自癒功能，才能防病治病。故刺激性手法必須符合持久、有力、均勻、柔和、深透等技術要求。

所謂持久，是指手法能嚴格按照特定操作規範持續運用一段時間而不改變，使手法的刺激量累積到臨界點，足以推動經絡系統的調整作用，改變病理狀態。例如，小兒推拿的推三關和退六腑手法，對某些病情嚴重的患兒必須連續操作半小時以上，才能發揮顯著的解表發汗或退熱作用。

所謂有力，就是指手法應具有恰當的力量。在一定的範圍內，手法力的大小與對經絡系統的刺激強度成正比，但超過這個限度，反而造成組織損傷，或成為一種超限抑制信號。手法力的大小也並不是固定不變的，而必須根據施術部位、病理特點、患者體質等具體情況而調整力的大小。根據臨床具體情況而施加恰當的手法力，需經過長期的實踐才能掌握。

所謂均勻，是指手法動作要有節奏性，速度不可時快時慢，壓力不可時輕時重。圖2為一指禪推法動力曲線測試紀錄，圖表中曲線波形高度、寬度及形態顯示非常一致。

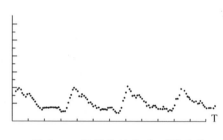

圖2　一指禪推法動力測試曲線

所謂柔和，是指手法的用力方式，平穩而緩慢變化的力要比急劇變化的爆發力柔和，以柔軟易變形的掌面著力要比以堅硬而不易變形的骨突著力柔和。

所謂深透，是指透過運用各種富於技巧性的手法，降低人體活組織的張力，減少對外力傳遞的阻抗。

二、矯正性、鬆動性手法的技術要求

矯正性手法和鬆動性手法統稱關節運動性手法，典型的關節運動的各種範圍如圖3。

矯正性手法和鬆動性手法通常作用於已存在運動障礙的關節，而手法的完成又必須突破

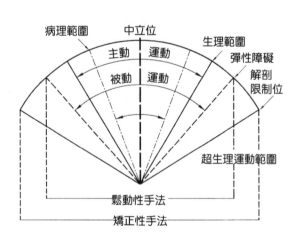

圖3　關節運動範圍與手法關係

關節的病理運動限制範圍或生理運動限制範圍，必然刺激病變組織，引起疼痛及保護性反應。此外，由於病理產物的刺激，關節運動肌群處於痙攣狀態，使手法完成所需要的被動運動幅度或關節面分離運動難以實現，故矯正性、鬆動性手法必須遵循以下要求。

1. 體位適當

在運用矯正性手法和鬆動性手法前，必須按照人體生物力學原理，給被施術者擺好合適的體位，使病變關節肌肉鬆弛，關節間隙增大，減少手法操作中的阻力，易於手法完成。如矯正上胸段椎骨錯縫時，胸前墊一軟枕，頭頸略下垂，使頸椎和胸椎處於同一弧線上。又如矯正腰椎椎骨錯縫時，調整上身扭轉的幅度和下肢屈髖的角度，使脊柱扭轉中心正好落在錯位的運動部位上，手法就容易完成。

2. 用力平穩、輕巧、短促、隨發隨收

矯正性手法和鬆動性手法的操作過程一般分為兩個階段，先平穩地將關節運動到某一限制位，然後做一輕巧、短促的突發動作，擴大關節運動幅度，隨即停止用力，使關節恢復中立位。

3. 把握正確的用力方向

手法操作時，必須考慮到關節面的形態，關節瞬時運動中心的位置，關節面互相錯移的方向而把握正確的用力方向。否則，難以完成手法目標。例如，骶髂關節錯位有後錯（髂後上棘隆

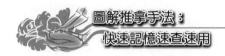
凸）和前錯（髂後上棘低陷）兩型，前者應按髂後上棘向前外下
用力，按骶骨下端向上方用力；而後者應按坐骨結節向前外上用
力，按骶骨上端向前下方用力。若用力方向不對，就不可能達到
復位的目的。

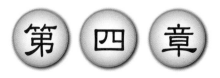

推拿手法的量效關係

　　手法量效關係的研究和闡述，在推拿基礎理論體系中一直是個薄弱環節。作為一種治療方法，臨床上不能迴避手法物理量與治療效果之間關係的規律，以指導手法的選擇和操作上的控制。由於過去對推拿手法量效關係缺乏認真分析和研究，導致了手法臨床應用上的盲點，許多臨床工作者往往以藥物治療的規律來看待推拿手法治療，以為推拿手法力的大小、手法刺激的強弱、手法操作時間的長短與治療效果之間是一種簡單的線性關係。每當推拿治療效果欠佳的時候，會自覺或不自覺地以加大手法力度、強化手法刺激強度、增加關節運動幅度或延長手法治療時間來尋求療效的提高。如在脊柱疾病的推拿治療中，所謂的「大推拿」就在相當程度上反映了臨床醫生有關手法量效關係的認識。常規的推拿方法（「小推拿」）效果不好，加大脊柱的被動運動幅度就能夠得到較好的療效嗎？

　　因而，建立對手法量效關係的理論，是推拿基礎研究的重大課題之一。如果這一問題得不到解決，勢將影響推拿學科進一步發展的進程。困難的是，由於推拿治療作用的非特異性、多作用環節、多靶系統及作用對象的個體差異性，要從實驗研究的角度進行手法量效關係研究，仍然存在許多技術和理論問題。而如果

我們從理論分析的角度來認識這一問題，也許更能為今後的實驗研究提供線索和啟迪。為了完善推拿學科理論體系，對推拿臨床提出具有參考價值的理論，作者近年來對這一問題進行了反覆的思考，藉由對手法作用機制的分析，對該問題得出了初步的認識。

一、刺激性手法的量效關係曲線

從黑箱理論的角度出發，可以將刺激性手法看作外界對人體的輸入信號，而將人體整體調整所最終產生的治療效果看作輸出信號，那麼在手法的物理量和臨床療效間必然存在著一定的量效關係。

刺激性手法的動力刺激並不像藥物一樣具有某種特定的功效，而是作為一種外界良性刺激因素，啟動了由經絡系統介導的整體調整作用和自癒機制，從而達到治病的目的。因而考察刺激性手法量效關係，必須以研究分析人體整體調整作用規律為基礎。臨床實驗和實驗研究均證實，人體這一由經絡系統介導的整體調整能力是有上限的，如針刺或手法只能達到鎮痛的狀態，仍不能達到無痛的境界。這一上限制約了手法臨床療效的發揮，臨床醫生所能做到的是使手法的臨床療效無限地逼近人體自身調整能力的上限，而不可能踰越這一上限。因而由人體自身整體調整能力決定的療效上限，為刺激性手法的「截止療效」。

顯然，刺激性手法臨床療效的產生是手法物理量與人體經絡系統兩者相互作用的結果，人體自身調整能力和自癒能力的發揮程度，與手法的物理量之間有某種非線性的相關性。假設推拿刺

激性手法的物理量是從 0 到無窮大區間內連續變化的矢量，而手法治療效果是一有限區間的標量，則兩者間的關係可用經典的平面座標系如圖 4 來加以描述。

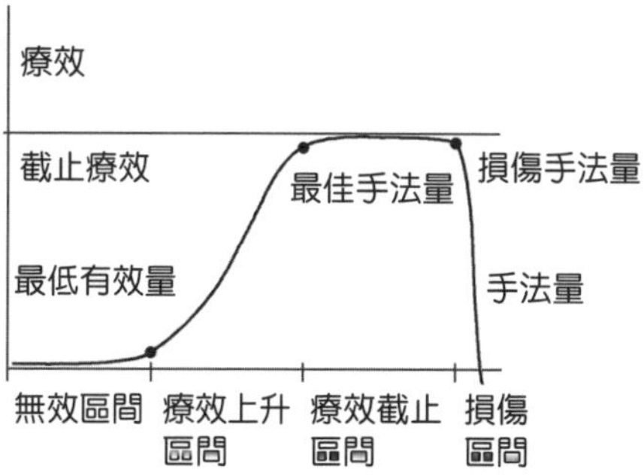

圖 4　刺激性手法的量效曲線

可以設想，當手法的刺激量（力與時間的乘積）低於某一閾值時，由於經絡系統的整體調整機制尚未啟動，故不能產生任何預期治療效果（可能會出現某些生物學效應如舒適感）。因而刺激性手法量效曲線的第一段是無效區間，為一接近 X 軸的水平線。

無效—有效區間之間的臨界閾值則是手法的「最低有效量」。以後，隨著手法物理量的逐漸增加，人體整體調整功能也相應逐步增強，使臨床療效逐步提高。刺激性手法量效曲線的第二段為療效上升區間，但曲線的性質和斜率尚不能肯定。

隨著手法物理量的進一步增加，經絡系統未發揮的潛能越來越少，上升曲線越來越平緩，也越來越接近截止效果，以後再增加的手法刺激量並不能使得治療效果相應增加，量效曲線又進入平臺期，稱為療效截止區間。由於療效截止區間中再增加的手法物理量並不能產生相應的療效回報，故可把這種手法物理增量稱為「無效增量」。

以後如果手法量再繼續增加，不僅不能使得治療效果增加，反而使手法對組織的潛在損傷性突顯出來，引起機體軟組織的疲

勞性損傷，出現劇烈疼痛、肌肉痙攣、血壓升高、心率加快、皮膚破損、皮下瘀血，甚至暈厥等不良反應。刺激性手法量效曲線的第四段損傷區間，是一下降曲線，而曲線第四段的起始點則稱為「手法起始損傷量」。

　　需要指出的是，該手法量效關係曲線只是一種理論曲線，且對於不同的手法、不同的個體而言，曲線的形態可以相似，而曲線的高度和寬度將會有很大的差異。對於青壯年而言，其筋骨強健，臟腑精氣充沛，整體的調整功能和疾病自癒能力較強，故手法截止效果很高，對過量手法的耐受程度較高，手法損傷量要明顯右移，手法的有效區間和安全範圍也較大。而對兒童而言，因其經絡穴位敏銳，臟腑輕靈，手法曲線的最低有效量和最佳手法量較成人明顯左移，很輕柔的手法即可產生很好的治療作用；又由於兒童肌膚嬌嫩，臟腑脆弱，容易受到過度外力的傷害，其手法損傷量也將明顯左移。而對老年人而言，因經絡穴位較為遲鈍，臟腑功能衰退，故一方面手法曲線的無效區間延長，另一方面手法的截止療效顯著降低；且老年人的骨骼鬆脆，筋肉萎軟，故其手法損傷量也將明顯左移，手法的有效和安全區間較為狹窄。

二、矯正性手法的量效關係曲線

　　與刺激性手法的量效關係曲線不同，矯正性手法的量效曲線呈脈衝波形態（圖 5）。假定手法操作方式和關節運動方向是正確的，關節運動幅度與矯正性手法力均為不斷增高的標量。矯正性手法的治療效果也必然有一上限，即該矯正手法所能直接消除

的病理環節。如這一病理環節為關節錯位引起的滑膜嵌頓，則由滑膜嵌頓所產生的臨床症狀消除是其截止效果。

根據臨床經驗可以肯定，當手法量低於某一關節運動幅度以下時，基本上不能產生任

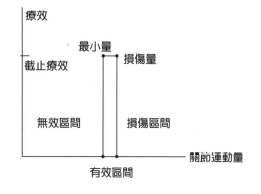

圖 5　矯正性手法量效曲線

何治療效果，手法效果為 0。只有當關節運動幅度大於某一限度時，才能產生關節復位，從而出現臨床效果。因而矯正性手法的臨床療效呈「全或無」的特徵，若手法的關節被動運動未到達一定的幅度，未能整復解剖結構，其治療效果就無從產生；而一旦達到解剖結構整復的目的，其治療效果基本上就無量的差異。

如果矯正性手法的關節被動運動在一個很小的幅度內增加，其臨床效果並不能相應提高，因而這一手法增量也為無效增量。而如果關節的被動運動幅度一旦超過其解剖限制位，情況就要發生逆轉，會引起關節及其周圍組織的結構破壞而出現醫源性損傷。與刺激性手法相比，因手法的力度較大，矯正性手法所出現的損傷要更加嚴重得多，且可能為永久性的神經或血管損傷。

根據以上分析，矯正性手法的量效曲線也可分為四段，第一段為接近基線的水平線，稱無效區間。第二段為最佳有效量線，為一垂直上升的直線。隨後則延續為手法有效區間，是一較短的與截止效果相近的水平線。第四段則為垂直下降的直線，為損傷

區間。考慮到矯正性手法，特別是脊柱矯正性手法的操作安全性問題，如果我們能夠精確地控制關節被動運動幅度於第二段和第三段的起始部，就有可能在保證臨床療效最大的基礎上同時滿足手法應用的安全性。

三、鬆動性手法的量效關係曲線

鬆動性手法量效關係曲線，界於刺激性手法量效關係和矯正性手法量效關係之間，同時兼有兩類手法量效關係曲線的特點。鬆動性手法量效曲線的左半部分與刺激性手法相似，而其右半部分則與矯正性手法類同（圖6）。

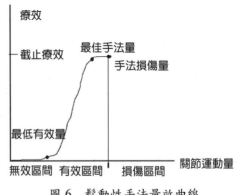

圖 6　鬆動性手法量效曲線

當鬆動性手法的關節運動幅度小於其病理限制位時，鬆動性手法操作基本上不能產生任何鬆解的作用，因而這一運動範圍是無效手法量。鬆動性手法的關節運動幅度超過病理限制位，在一個很小的的範圍內，軟組織鬆解的程度及其臨床治療效果可以隨著關節被動運動幅度的增加而出現有限的上升。但一旦超過其病理因素許可的範圍，再增加關節運動幅度，不僅不能進一步提高其療效，反而會對關節及其周圍組織產生機械性損傷。

根據以上分析，鬆動性手法的量效曲線的第一段為接近基線的水平線，第二段為一上升曲線，第三段為接近截止效果的上升

曲線，第四段則為垂直下降的直線。考慮到鬆動性手法操作的安全性和臨床療效的最佳化，如果我們能夠精確地控制關節被動運動幅度於第二段與第三段的臨界點，就有可能在保證臨床療效最大的基礎上同時滿足手法應用的安全性。

由於以往對推拿手法量效關係缺乏認真分析和研究，導致了手法臨床應用上的盲點，許多臨床工作者往往以藥物治療的規律來看待推拿手法治療，以為推拿手法力的大小、手法刺激的強弱、手法操作時間的長短與治療效果之間是一種相加或相乘關係。每當推拿治療效果欠佳的時候，會自覺或不自覺地以加大手法力度，強化手法刺激強度、增加關節運動幅度或延長手法治療時間來尋求療效的提高。而患者也往往以醫生手法的刺激強度、操作時間的長短及臨床操作的認真態度來評價醫生的好壞，有時即使臨床療效並不盡如人意，也會以寬容的態度來看待手法力度大、操作時間長、工作時滿頭大汗的推拿醫生。

無論從保護患者利益的角度出發，避免手法的醫源性傷害；還是站在醫生自身健康和現代工效學的角度出發，以最短的時間、最低的體力消耗來達到最佳的治療效果，是推拿基礎和臨床工作者所追求的目標。而其中的關鍵在於如何把握最佳手法量，即量效曲線第二段和第三段交界點的能力。根據作者多年來對全國各地不同推拿流派和不同醫生臨床手法的觀察，發現不同個體間的手法刺激強度、操作時間及關節被動運動幅度有非常大的差異，但對於一些常見疾病的療效卻並未顯示出明顯的區別。既然手法輕柔醫生的臨床療效並不比慣用強刺激手法醫生的療效差，換一個角度就是多數推拿醫生的手法刺激強度存在著「過度」的

問題。

　　根據已故丁季峰老師對手法的理解及自己的長期臨床經驗，刺激性手法的最佳手法量實際上是一種輕柔的刺激，以引起患者產生帶有柔和舒適的痠脹感為度。超過最佳手法量的刺激不但不能提高臨床治療效果，反而會使患者感到過於強烈的痠脹疼痛而降低臨床效果，甚至引起明顯的手法後反應。

　　矯正性手法的最佳關節被動運動量以掌握在剛好能引起關節面復位移動的幅度為宜，而鬆動性手法的關節被動運動量，則以控制在患者能忍受的鬆解幅度為宜，即丁師所謂的「恰到好處」。超過最佳關節運動幅度的矯正性手法和鬆動性手法不僅不能提高臨床療效，反而增加了手法的風險性。

　　腰椎間盤突出症治療中所謂的「大推拿」理論在相當程度上反映了臨床醫生對手法量效關係認識偏差。前已述及，脊柱矯正性手法的療效是呈「全或無」的形式體現的。如果常規推拿效果不好，不是一味地靠擴大脊柱手法幅度，增強手法的力量，增加脊柱手法的種類或應用麻醉劑就能提高的。根據作者的學術觀點，所謂的大推拿後手法反應，本質上仍屬於脊柱周圍軟組織的手法損傷。由於處於麻醉狀態，患者喪失了對手法的感覺，而醫生則難以根據患者對手法操作中出現的保護性反應來控制手法的操作。這樣，椎管內外軟組織的損傷就產生了。如手法操作能加以精確控制，尤其重視非麻醉狀態下手法的無痛操作，這些所謂的大推拿後反應是完全可以避免的。這樣，不僅患者的額外痛苦得以減輕，其臨床痊癒時間也可以明顯地縮短。

　　先師丁季峰認為：「推拿之所以能治療疾病，就在於該病理

狀態可以為手法所消除。凡不能為手法消除的病理狀態，即使力量再強也是沒有用的。」

　　中醫與西醫最本質的區別就在於中醫是一種「個性化」的治療，即根據個體的差異而進行辨症論治，而絕不是以固定不變的程式治療來對待臨床上千變萬化的病人。因而，一旦推拿的療效不佳，醫生應先分析患者病情的特異性，再考慮其之所以療效不佳的原因，採用針對性的手法操作，才能取得滿意的療效。「大推拿」未必效果一定就好，「精細手法」未必效果就差，而在於臨床適應病例的掌握上。

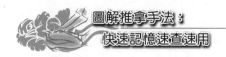

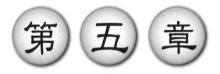

按壓類手法

所謂按壓類手法是指把操作者的掌、指或身體其他部位置於患者體表後,沿體表垂直方向向深部用力的一類手法(圖7)。

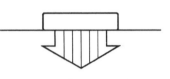

圖 7　按壓類手法模擬圖

一、代表手法:按法

按法以拇指端或指腹接觸,為指按法;用掌根部接觸,稱掌按法。既可單手操作,也可兩手相疊,增加按壓力量,協同操作。

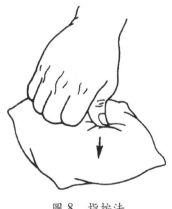

圖 8　指按法

1. 指按法

拇指伸直,餘四指自然彎曲,食指與拇指相靠,助拇指指力;用前臂的力量,逐漸向下按壓,用力由輕而重,使刺激充分深透到機體組織深部後,逐漸減輕壓力,再重複以上的按壓過程(圖 8)。欲增加按壓力量,可將另一手拇指重疊

於指骨間關節上，兩指協同
向下按壓（圖9）。

指按法接觸面積小而集
中，刺激強弱容易控制，適
合於全身各部的穴位與反應
點、壓痛點操作，具有較好
的止痛作用，常用於各種痛
症的治療。

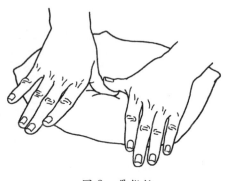

圖 9　疊指按

2.掌按法

掌按法以兩手操作居多。操作時，手指自然伸直，腕關節背
伸，一手掌根部接觸體表，另一手掌重疊其上，上肢伸直；然後
以肩部或軀幹發力，逐漸增加按壓力量，使力沿伸直的上肢縱軸
傳達到按壓部位，待刺激充分深透
後再逐漸減少按壓力量。重複以上
操作（圖10、圖11）。

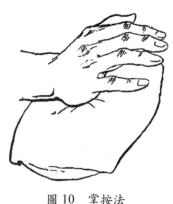

圖 10　掌按法

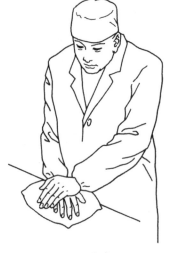

圖 11　疊掌按法

　　掌按法按壓力量大，接觸面積也大，適用於腰背部、臀部、大腿、小腿和肩部操作，具有較好的放鬆痙攣肌組織的作用，常用於治療急慢性腰腿痛、肩關節周圍炎等病症。

二、按法的衍化

1. 肘壓法

　　按是指手法的動作形態，壓是指手法所引起的壓縮效應，故通常按壓混稱。若嚴格區分兩者，則「按」偏於動，「壓」偏於靜；按的壓力持續時間短，壓的刺激持續時間長；按的壓力小，刺激輕；壓的力量大，刺激強。用肘部按壓習慣稱為肘壓法。肘壓操作時，肘關節屈曲，以肘尖置體表某部，用上肢與軀幹發力，垂直向下按壓（圖12）。肘壓法刺激強烈，一般僅用於肌肉發達厚實的下腰部、臀部操作，治療頑固性腰腿痛、腰肌僵硬等症。

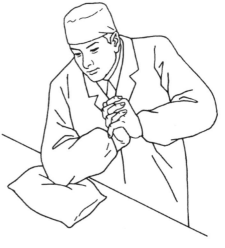

圖12　肘壓法

2. 點法

　　如欲得到比指按法刺激更強的穴位刺激，則可減小按壓時的接觸面積，稱為點法。點法有四種操作方式：①中指點：拇、食、中指自然伸直，拇指置中指掌側，食指置中指背側，夾持中

指助力；然後利用腕、肘、肩關節力量，以中指端點按穴位，使
刺激深入組織深部，然後將手指抬起（圖13）。②劍指點：食、
中二指伸直成劍指，然後仿中指點操作方式，利用腕、肘、肩關
節的力量，以食、中指指端點按穴位（圖14）。③拇指指骨間關
節點：手握空拳，以屈曲的拇
指指骨間關節骨突點按穴位
（圖15）。④食指指骨間關節
點：手握空拳，用拇指尺側緣
抵住食指指甲，然後以屈曲的
食指近側指骨間關節骨突點按
穴位（圖16）。

點法較按法刺激強而持續
時間短，適用於骨縫關節處穴

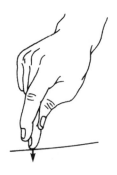

圖13　中指點法

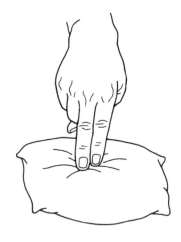

圖14　劍指點法

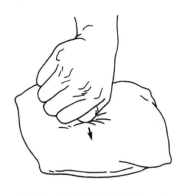

圖15　拇指指骨間關節點法

位操作及各種劇烈疼痛、癱瘓等病症的治療，但一般患者多以按法施之。

3. 掐法

如再縮小點按接觸的面積，使刺激更為強烈尖銳，則可用指甲來按壓穴位，就成為掐法（圖 17），又稱爪法或切法。掐法刺激強烈，常用於水溝、素髎、內關、中沖、老龍等急救穴位的操作，有開竅解痙的作用，以治療昏迷、驚風、休克等危急症。有時為了緩解掐法所形成的銳痛，在應用掐法之後，再用揉法和之。

4. 押法

在指按法的基礎上，減輕向下按壓力量，以手指羅紋面按於穴位而不動，稱押法。押法常用於探求穴位得氣（圖18）。

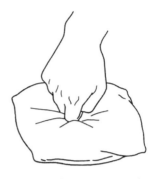

圖 16　食指指骨間關節點法

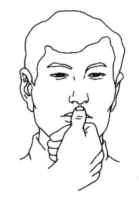

圖 17　掐法

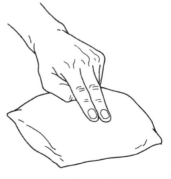

圖 18　押法

5.掩法、捫法

在掌按法的基礎上，減輕向下按壓的力量，以手掌輕按於胸腹部不動，稱掩法。若按於胸腹前，先將手掌擦熱，則稱捫法。但在目前臨床中，已不再細分，統稱為掌按法（圖19）。

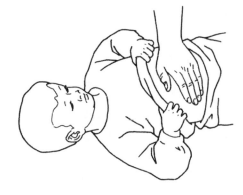

圖 19　掩法、捫法

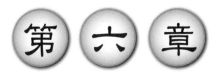

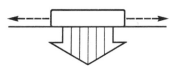

所謂推擦類手法是指操作者以指、掌或身體其他部位置於患者體表，在保持一定垂直壓力下做直線或弧線運動的一類手法（圖20）。

圖 20　推擦類手法模擬圖

一、代表手法：推法

1.拇指直推法

手指伸直，拇指在後，以橈側緣觸及皮膚，位於所推穴位的起點；四指在前，指尖觸及所推穴位的終點；然後虎口快速一合一張，用拇指做單方向輕快推動（圖 21）。頻率為每分鐘200～240次。

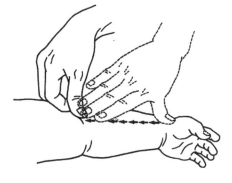

圖 21　拇指直推法

2.劍指直推法

食、中指伸直成劍指狀，以羅紋面輕觸皮膚，然後前臂快速

擺動，帶動手指輕快地做單方向推動（圖 22）。頻率為每分鐘 200～240 次。

直推法是壓力最輕的推法，要求操作時皮膚不變形，操作後皮膚不發紅。推時需蘸薑汁或清水，保持皮膚濕潤。直推法用於小兒推拿操作，如推三關、退六腑等，其作用根據所推穴位及方向而決定。

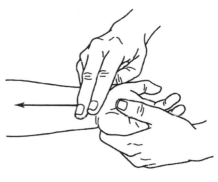

圖 22　劍指直推法

3. 拇指平推法

以拇指面著於體表，其餘四指分開助力，然後用肘關節屈伸，帶動拇指沿經絡循行或肌纖維方向做單方向沉緩推進（圖 23），連續操作 5～15 次。本法較直推法壓力重，適用於肩背、胸腹、腰臀及四肢操作，有疏通經絡、行氣活血、理筋止痛等作用，常用於治療肩背疼痛、胸悶腹脹、痙攣拘急、關節不利等病症的治療。

4. 掌平推法

以掌根部著力於體表，手指伸直；然後用肘關節屈伸運動，帶動

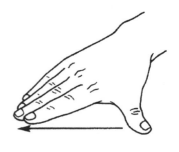

圖 23　拇指平推法

掌面沿經絡循行路線做單方向沉緩推進，連續操作 5～10 次（圖 24）。本法較拇指平推法刺激緩和，適用於腰背、胸腹、大腿等平坦部位操作，具有較好的活血解痙、寬胸理氣作用，常用於治療腰背痠痛、胸腹脹悶等病症。

5. 刨推法

用一手輕握患肢，然後以肘關節屈伸運動帶動手掌沿肢體縱軸做單方向推動，連續操作 5～10 次。本法刺激緩和，適用於四肢操作，有舒筋活血、消腫止痛的作用，常用於治療四肢軟組織損傷、關節痹痛（圖 25）。

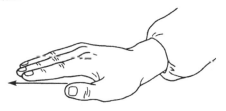

圖 24　掌平推法

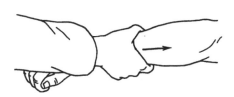

圖 25　刨推法

6. 拳平推法

握拳，以食、中、無名指、小指四指的指骨間關節突起處著力於體表，向一定方向推動，連續操作 5～10 次（圖 26）。本法刺激強

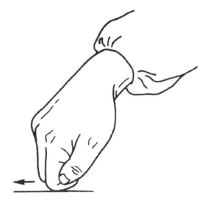

圖 26　拳平推法

烈，適用於肩背臀腿肌肉厚實
處操作，對舊傷及風濕痺痛而
又感覺遲鈍者，較為適用。

7. 肘平推法

屈肘，以鷹嘴突著力於體
表，向一定方向推動，連續操
作5～10次（圖27）。本法在
推法中刺激最強，僅對身體壯
實者使用。適用範圍同拳平推法。

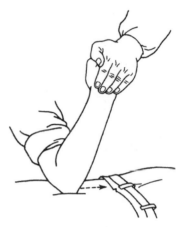

圖 27　肘平推法

8. 分推法與合推法

以兩手同時操作，自肢體中軸線向兩側推動稱分推法，自肢
體兩側向中軸線推動稱合推法。分推法和合推法在不同部位操作
有不同名稱，如分（合）腕陰陽（圖28）、分膻中（圖29）適合

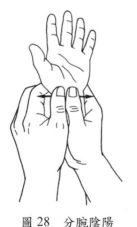

圖 28　分腕陰陽

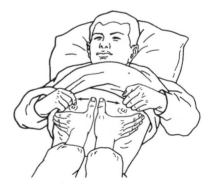

圖 29　分膻中

小兒推拿治療，八字分推
法適合腰背疾患治療（圖
30）等。

二、推法的衍化

1.擦法

推法的用意是推動氣
血在經脈中運行，故推法

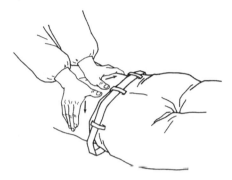

圖 30　八字分推法

是單方向的推動。擦法的用意是使手掌與皮膚間及組織各層間的
相互摩擦轉化為熱能，故擦法需往返操作。擦法的壓力不能過
大，以摩擦時皮膚不起皺疊為宜。擦法的移動速度較平推法快，
一般掌握在每分鐘 100～120 次。

⑴掌擦法：類似掌平推
法，但壓力較平推法輕，做
直線往返摩擦，以深部透熱
為度（圖31）。本法適用於
肩背、胸腹等平坦部位的操
作，有溫經通絡、寬胸理
氣、調理脾胃、強壯身體的
作用，常用於呼吸系統疾
患、消化系統疾患及體質虛
弱者的治療。

⑵魚際擦法：掌指併攏
微屈成虛掌，以大魚際及掌

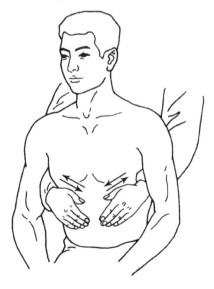

圖 31　掌擦法

根緊貼皮膚，做直線往返摩擦，透熱為度（圖32）。本法在四肢部操作較為平穩，有活血通經、消腫止痛作用，常用於治療四肢軟組織損傷、關節腫脹及頑固性風濕痹痛。

(3)側擦法：掌指伸直，以手掌小魚際部位緊貼皮膚，做直線往返摩擦（圖33）。本法溫熱作用較強，適用於腰背、骶部、小腹等處操作，有溫經散寒、補腎強身、活血祛風作用，常用於治療腰背疼痛、筋脈拘急、小腹冷痛、體質虛弱等。

擦法操作時，可在局部塗少許潤滑劑，既可保護皮膚，又可使熱量深透。擦法使用後，皮膚可能有輕度損傷，故擦法多在其他手法之後應用。不可在擦法之後再在局部應用其他手法，以免破皮。

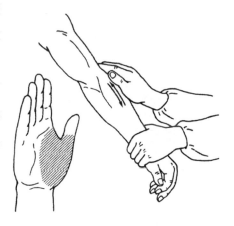

圖32　魚際擦法及其接觸面

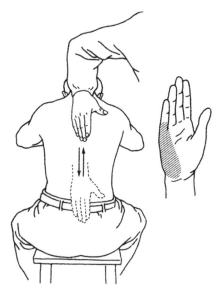

圖33　側擦法及其接觸面

2.撥法

或稱彈撥法。推法與
擦法操作時，垂直按壓力
小而直線移動幅度大，操
作者手與患者體表間產生
相對摩擦。撥法操作時，
垂直按壓力量大而直線移
動幅度小。以拇指端按在
治療部位上，做短距離直
線撥動，使深層組織之間

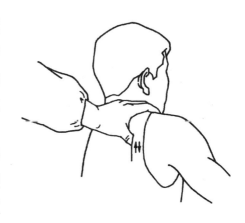

圖 34　撥法

產生相互錯移摩動（圖 34）。本法刺激強烈，有分離黏連、舒筋
解痙的作用，適用於壓痛點操作，治療軟組織黏連、攣縮。

3.抹法

以拇指平推法或掌平
推法在頭面部按固定程序
操作，稱抹法（圖 35）。
抹法操作方式是：醫生面
對患者站立，用雙手輕扶
患者頭部兩側，兩拇指自
印堂穴交替向上抹至前
額，往返 15 次；隨後兩拇
指自印堂分抹至兩側太陽

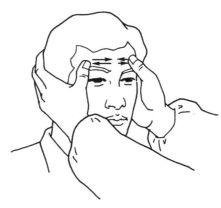

圖 35　抹法

穴並揉太陽穴數次，仍合推至印堂，往返 15 次；再從印堂沿眼眶周圍反覆抹動 15 次；最後，從印堂沿鼻柱兩側，顴骨下緣分抹至兩耳前聽宮穴，並返回印堂，往返 15 次。以上動作要連續不斷，一氣呵成。術後患者頓覺眼目清亮，頭腦清醒。抹頭面具有祛風醒目、寧神降壓的作用，常用於治療感冒、頭痛、失眠、高血壓等症。

4.掃散法

醫生以一手輕輕扶住患者頭部，另一手指伸直，以拇指橈側面及其餘四指指端，同時貼於頭顳部，稍用力在耳後上方（膽經循行部位）自前上向後下做弧形單向摩動。本法具有平肝潛陽、祛風止痛作用，常用於治療頭痛，眩暈、高血壓等症（圖 36）。

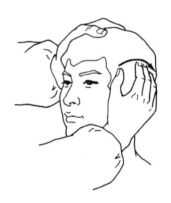

圖 36　掃散法

5.拘法

與掃散法相似，但醫生位於患者後面操作。兩拇指按在枕骨兩側，兩手其他指併攏微屈成鉤狀，以食指中節、末節的橈側緣著力，從兩側太陽穴起向後沿耳廓上緣做弧形摩動至枕骨兩側，反覆數次

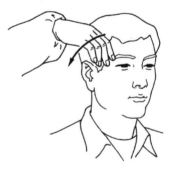

圖 37　拘法

（圖37）。作用同「掃散法」。

6. 勒法

又稱擼法、理法。以屈曲的中
指、食指夾住指（或趾）後，向指
端滑勒，各指（或趾）均勒一遍
（圖38）。

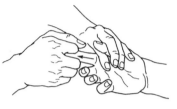

圖38　勒法

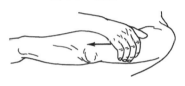

圖39　挌法

7. 挌順法

以掌推法在四肢伸側自近端推
向遠端，稱挌法（圖39）；四肢屈
側自遠端推向近端稱順法（圖
40）。

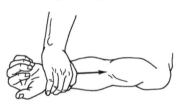

圖40　順法

8. 拂法、刮法

以四指羅紋面輕快地單方向掠擦皮膚的手法稱拂法（圖
41），與指直推法相近。以指羅紋面較重地單方向掠擦皮膚的手
法，或以匙緣、銅錢邊緣掠擦皮膚至皮下瘀血的手法，均稱刮法
（圖42）。

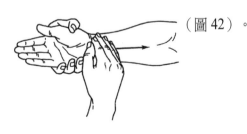

圖41　拂法

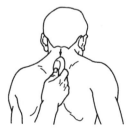

圖42　刮法

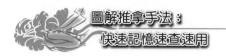

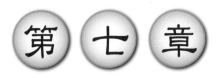

摩揉類手法

所謂摩揉類手法是指操作者以指、掌或身體其他部位接觸體表，在保持一定垂直壓力下做環旋運動的一類手法。摩揉類手法可用圖43模擬表示。

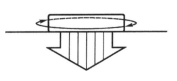

圖43　摩擦類手法模擬圖

一、代表手法：摩法

摩為撫摩之意。摩法有兩種操作方式，用食、中、無名指指面撫摩稱指摩法，用手掌面撫摩稱掌摩法。

1.指摩法

肘關節微屈，腕關節放鬆，手指自然伸直，以食、中、無名指羅紋面輕輕接觸患者體表，以前臂主動擺動，帶動腕關節做環轉運動，使操作者指面在患者體表上產生環旋摩擦（圖44）。

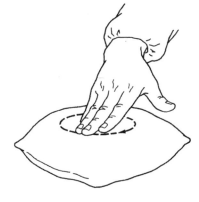

圖44　指摩法

2. 掌摩法

操作方式基本同「指摩法」，但操作者以掌面與患者體表接觸（圖45）。

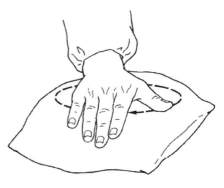

圖 45　掌摩法

摩法操作時，動作宜輕柔，壓力不要太大，順時針方向與逆時針方向環摩均可，每分鐘操作頻率為100～120次。摩法刺激舒適緩和，適用於胸腹與脅肋部操作，也可在其他部位的損傷腫痛處操作。具有寬胸理氣、疏肝和中、消積導滯和活血散瘀的作用，用於治療胸肋脹悶、脘腹疼痛、消化不良、泄瀉便祕及外傷腫脹等症。

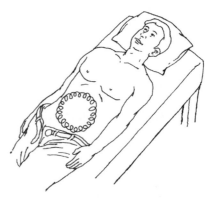

圖 46　掌摩腹部的運動軌跡

古代應用摩法時常在施術皮膚塗以藥膏，以加強手法的治療作用，稱之為膏摩。

二、摩法的衍化

1. 揉法

在摩法操作的基礎上，增加向下的垂直壓力，減小環旋運動

的幅度，使操作者指、掌黏附於患者體表皮膚保持相對不動，而帶動皮下淺層組織在深層組織界面上環轉揉動，就稱為揉法。故《保赤推拿法》說：「揉者，醫以指按兒經穴，不離其處而環轉之也。」《鳌正按摩要術》稱：「揉法以手婉轉回環，宜輕宜緩，繞於其上也，是從摩法生出者。」

揉法有指腹揉、掌根揉、大魚際揉、拇指外側揉等四種操作方式。

(1)指腹揉：以食、中、無名指指腹揉動，操作方法與指摩法相仿（圖47）。

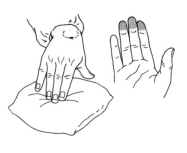

圖47　指腹揉

(2)掌根揉：操作者腕關節略背屈，手指自然屈曲，以掌根部著力於患者體表做環旋揉動。操作方法與掌摩法相似（圖48）。

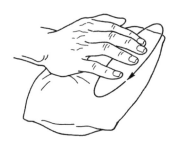

圖48　掌根揉

(3)大魚際揉：肘關節屈曲120°，腕關節放鬆，肘腕部大致在同一水平線上；手尺側緣在前，橈側緣在後，以手掌大魚際部位接觸患者體表（圖49）；然後前臂做主動擺動，帶動腕關節、第一腕掌關節環轉運動，使大魚際附著於皮膚，皮下組織在深層組織界面上環旋揉動（圖

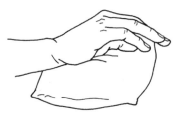

圖49　大魚際揉前視

50、圖 51）。

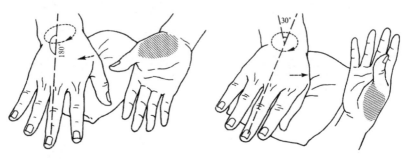

圖 50　大魚際揉前擺　　　　圖 51　大魚際揉後擺

　　⑷拇指橈側揉：操作方式
與大魚際揉相仿，操作者以拇
指橈側緣接觸患者體表揉動
（圖 52、圖 53、圖 54）。

　　揉法操作宜輕快柔和，壓
力不可過大，擺動頻率為每分
鐘 120～160 次。

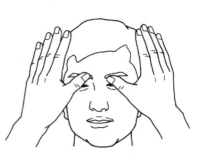

圖 52　拇指橈側揉

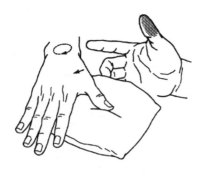

圖 53　拇指橈側揉前擺

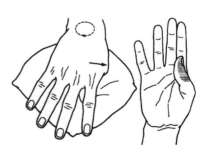

圖 54　拇指橈側揉後擺

揉法刺激輕柔緩和，其適用範圍較廣。指腹揉多用於小兒推拿，掌揉法常用於脘腹、脇肋、腰背等大面積平坦部位的操作，大魚際揉適用於頭面部、胸脅部操作，拇指橈側揉適用於眼眶周圍、肋間隙操作。具有寬胸理氣、健脾和胃、活血化瘀、舒筋解痙、消腫定痛的作用，用於治療胸悶脇痛、脘腹脹滿、泄瀉便祕、頭痛眩暈、神衰失眠、口眼喎斜、外傷腫痛等症。

2. 運法

在指摩法的基礎上，減輕向下的壓力，使拇指或中指端輕觸小兒穴位皮膚，然後做緩慢的環旋摩擦運動，稱運法（圖55）。運法操作時，患者皮膚不變形，僅引起觸覺，而摩按操作時，皮膚輕微凹陷、變形、有壓

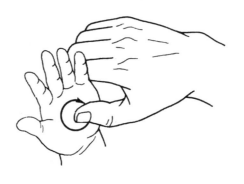

圖 55　運法

覺。有時小兒推拿中將壓力很輕的弧形推動，亦稱為運法。運法宜輕不易重，宜緩不宜急，每分鐘操作 60～80 次。運法適用於小兒手上穴位操作，如運八卦、運水入土等，其治療作用根據穴位而定。

3. 旋推法

在運法的基礎上，略增加壓力，減小環轉運動幅度，加快操

作頻率，則稱為旋推法（圖56）。旋推法適用於小兒推拿指端穴位操作，操作頻率為每分鐘 200～240 次，其治療作用偏於補。

三、複合手法：按揉法

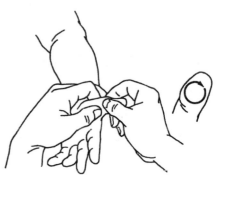

圖 56　旋推法

在按法的基礎上增加緩慢的環轉揉動；或在揉法的基礎上，增加向下按壓的力量，為按揉法（圖 57）。按揉法增加了對穴位的刺激性，但不增加患者疼痛程度，適用於穴位操作。

〔附〕摩揉法的操作練習

初學推拿手法者，在做摩法、揉法練習時，常感覺

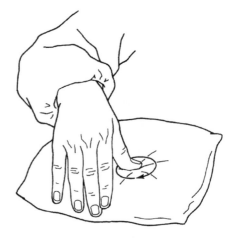

圖 57　按揉法

動作生硬欠靈活。究其原因，一是未找到正確的操作方式，二是腕關節缺乏柔韌性。建議學習者做以下練習動作：①兩手十指交叉，然後做腕部扭轉動作（圖58）。每次練習1～2分鐘，以增加腕關節柔韌性。②腕關節放鬆，然後以前臂擺動，帶動腕關節做側向擺腕動作（圖59）。這種側向擺腕的前臂運動方式，就是摩

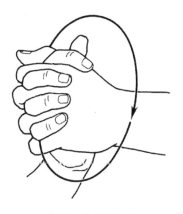

圖 58　扭腕練習　　　　　　　圖 59　擺腕練習

揉法的前臂運動方式。只不過側向擺腕時，手是游離的，其運動幅度大於腕部；當摩揉法操作指掌黏附於某一點後，腕部形成運動中心，自然就協調地擺動起來了。仔細體會一下側向擺腕的前臂運動方式，然後按這一運動方式練習摩、揉法，將很快能掌握其操作方式。

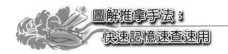

推類手法

所謂推類手法，是指以操作者的指端、手背與患者體表形成曲面接觸，然後前臂主動擺動，帶動腕關節（或拇指小關節）做屈伸運動，使接觸部位來回擦動的一類操作。推類手法是中醫推拿手法的特色和精華，推類手法可用圖60模擬表示。

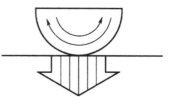

圖 60　推類手法模式圖

一、代表手法1：一指禪推法

練習一指禪推法前，必須擺正姿勢。端坐，含胸拔背；肩關節放鬆，肩胛骨自然下垂；上臂肌肉放鬆，肘部屈曲下垂，略低於腕部；腕關節放鬆，垂屈；四指自然屈曲，握成虛拳；拇指伸直，指端自然著力於一點，指掌側遮蓋拳眼，指骨間關節紋正好與食指橈側緣相貼（圖61、圖

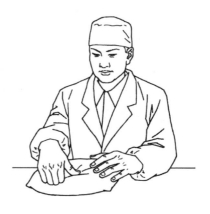

圖 61　一指禪推法姿勢（前視）

62、圖 63）。

　　然後，操作者自我檢查一下上肢除腕關節外，是否已經完全放鬆（初學者腕關節處可能有緊張感）。如感到某處僵硬不舒服，應隨時調整之。只有在完全放鬆的基礎上，才能做到動作靈活，操作持久，蓄力於掌，發力於指，剛柔相濟，力透溪谷。否則，可能將動作練僵而不易糾正。

　　上肢完全放鬆後，再練習動作。先將肘關節略伸，前臂前擺旋後，腕部前移，帶動拇指外展、伸直，虎口張開，以羅紋面接觸米袋（圖 64）；隨後，肘關節略屈，前臂回擺旋前，腕部後

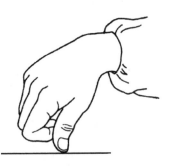

圖 63　一指禪推法手形

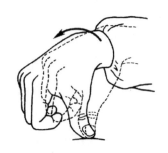

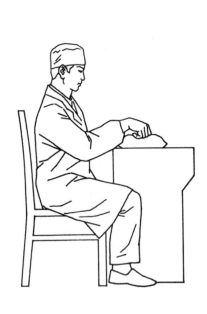

圖 62　一指禪推法姿勢（側視）

圖 64　一指禪推法前擺

移，帶動拇指內收、屈曲（也可不屈曲），以指端近指甲處接觸米袋（圖65）。將上述動作連續起來操作，不使之有瞬間停頓，就成為一指禪推法操作。操作中還應注意，前擺時前臂尺側低於橃側，回擺至極限時，前臂背面持平（圖66）。

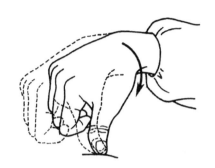

圖65　一指禪推法回擺

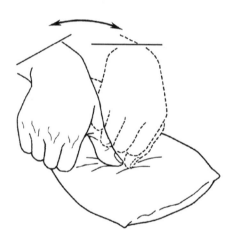

圖66　前臂旋轉幅度說明

一指禪推法操作時，要求動作協調靈活，壓力均勻柔和，不可時輕時重，時快時慢。（圖67）為典型一指禪推法的壓力曲線，注意其峰值、波形、波寬的一致性。一指禪推法初練時，要求拇指端吸定於一點，不能隨著前後擺動而滑移。然後在吸定的基礎上，再練習拇指沿一定路線移動的控制能力，要求在操作過程中，能使指端隨心所欲地沿著

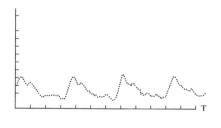

圖67　一指禪推法動力曲線

一定的路線（通常為經絡路線）往返移動，做到緊推慢移。此外，操作時拇指端不可有意識向下按壓，操作頻率為每分鐘140～160次。

　　一指彈推法接觸面小而柔軟，對經絡穴位發揮持續不斷、柔和有力的刺激，適用於全身穴位、經絡路線的操作。有舒筋通絡、行氣活血、調節內臟功能的作用，尤適宜於內、婦、兒科疾病的治療，對頭痛、失眠、口眼喎斜、泄瀉、便祕、月經不調有較好的治療作用。

二、一指禪推法的衍化

　　由於人體各部位結構的不同，一指禪推法的這種標準操作方式在人體實際操作中有時會感到困難。因此，一指禪推拿流派在實際操作中，根據人體各部位結構的特點，創造了許多變法。常用有：

1. 偏峰推

　　在頭面、胸肋部操作時，垂腕握拳方式可能造成手指與體表的撞擊。故一指禪推法在頭面部操作時，腕關節略屈曲，手指伸直，以拇指偏峰處著力於一定部位，做前後推動（圖68）。實際上偏峰推的操作方式已與拇指橈側揉法相近。頭面部偏峰推的移動路線是有規律的。

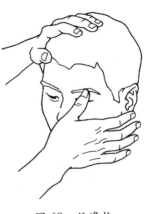

圖68　偏峰推

2. 蝴蝶雙飛

風池為推拿治療要穴。臨床上以一指禪推法刺激風池穴時，通常以雙手拇指操作，形象地稱為蝴蝶雙飛（圖 69）。

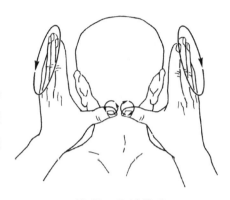

圖 69　蝴蝶雙飛

3. 屈指推

一指禪推法在項部操作時，不容易吸定；且頸椎病患者項肌強硬，壓力較輕時，力量難以深透。將拇指屈曲，以拇指指骨間關節與指甲蓋為著力面做一指禪推，稱為屈指推（圖 70、圖 71）。屈指推壓力大，刺激強，吸定性好，適合於項枕部、關節骨縫處操作。

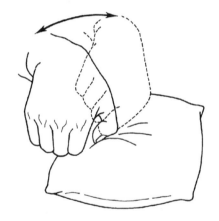

圖 70　屈指推

4. 雙手交叉扶持推

四指伸直，虎口張開，以雙手拇指指腹著力於患者頸椎對側緣，四指則扶持於

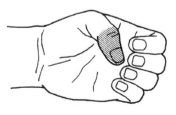

圖 71　屈指推接觸面

頸外側，以穩定操作，然後雙手一起擺動，沿頸椎兩側推移。該法穩定性好，工作效率也高（圖72）。

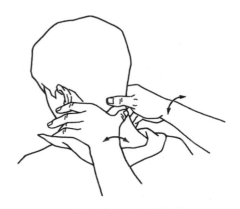

圖 72　雙手交叉扶持推

5. 單手扶持推

在四肢關節處操作時，一般用單手扶持推（圖73）。

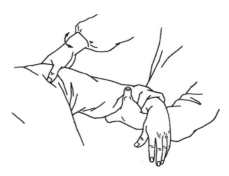

圖 73　單手扶持推

6. 推摩法

本法是一指禪推法和摩法的複合操作，以拇指吸定於某穴，餘四指指腹在另外腹壁處做環旋摩動。推摩法適用於腹部操作（圖74）。

7. 纏法加快

加快一指禪推法操作頻率，使之超過每分鐘200 次以上，則稱為纏法。纏法一般以偏峰著

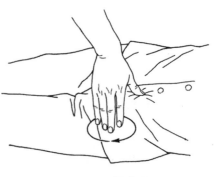

圖 74　推摩法

力，前後擺動的幅度亦較小，波動緩和而頻率高。纏法適用於外科瘡瘍初起及外傷腫痛處操作，有較好的消散作用。

三、代表手法：2 滾法

滾法操作練習前，應擺正姿勢。操作者站立，兩腳略前後分開，上身前傾；肩關節放鬆，肘關節屈曲呈 140°，肘部距胸前壁為一拳左右；手指自然彎曲，手背沿掌橫弓排列形成弧面（圖 75），以手掌小魚際緣接觸患者體表。

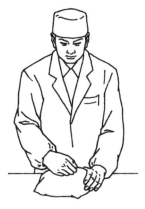

圖 75　滾法姿勢（前視）

在姿勢正確的基礎上，練習滾法動作。先將肘關節略伸，前臂前擺旋後，腕關節逐漸掌屈前移，帶動手背弧面向前方動，直至第二、第三掌骨間隙接觸患者

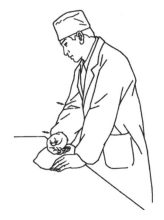

圖 76　滾法姿勢（側視）

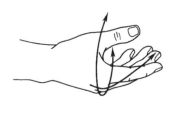

圖 77　手背弧面

體表（圖78、圖79），緊接著，前臂後擺旋前，腕關節逐漸背伸
後移，使手背弧面向後方㨰動，直至以手尺側緣接觸體表（圖
80、圖81）。將上述操作連續起來，不使間斷、停頓，就形成了
輕重交替、持續不斷的壓力波動刺激（圖82），圖中Y軸為16進
位制，A、C 即為 10、12）。為了便於讀者理解㨰法動作形式，
圖83 以機械模型說明之。

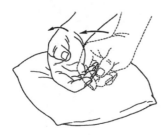

圖 78　㨰法前㨰運動圖

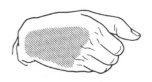

圖 79　㨰法前㨰時的接觸面

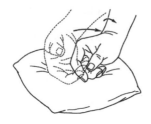

圖 80　㨰法回㨰運動圖

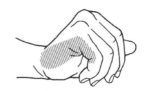

圖 81 㨰法回㨰時的接觸面

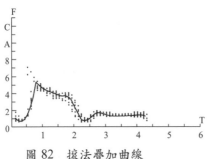

圖 82　㨰法疊加曲線

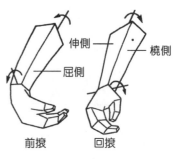

圖 83　㨰法操作機械模型

　　撩法操作使操作者手背弧面在患者體表上形成滾動運動，若兩者之間產生相對滑移（拖動）或手背相對體表而空轉，都是不對的（圖84）。撩法操作過程中，要控制好腕關節的屈伸運動，不使腕關節出現摺刀樣的突變動作而造成跳動感。撩法操作

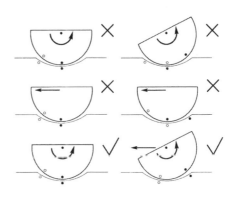

圖84　不同的運動類型

時也不可有意識向下用力頂壓，壓力、頻率、擺動幅度要均勻一致，動作協調而有節律性。

　　撩法的壓力大，接觸面積也大，刺激剛柔相濟，適用於頸項、肩背、腰臀、四肢大關節等肌肉豐厚部位的操作。具有舒筋通絡，滑利關節，增強肌肉、韌帶活動能力，促進血液循環及消除疲勞的作用。治療軟組織損傷、運動系統與神經系統疾病具有獨特的療效。

四、撩法的衍化

1.掌指關節撩

　　撩法以手背弧面與患者接觸，刺激較為柔和舒適。在撩法的推廣應用過程中，一些操作者認為以掌指關節骨突形成接觸，用腕關節單純伸屈運動代替腕關節屈伸與前臂旋轉的複合運動，能獲得更大壓力和刺激強度。掌指關節適用於腰背肌僵硬，感覺遲

鈍者治療。圖 85 為掌指關節法，圖 86 為其接觸面。

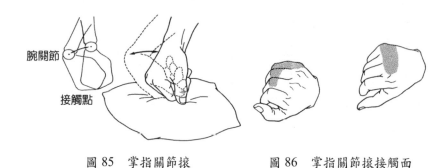

腕關節

接觸點

圖 85　掌指關節㨰　　　　圖 86　掌指關節㨰接觸面

2. 撥法

撥法以食、中、無名指近側指骨間關節骨突形成接觸，通過腕關節屈伸運動使指骨間關節前後滾動。撥法適用於頭部操作，治療頭痛、失眠等症。圖 87 為撥法，圖 88 為其接觸面。

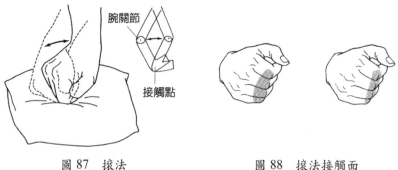

腕關節

接觸點

圖 87　撥法　　　　　　圖 88　撥法接觸面

〔附〕一指禪推法與㨰法練習

1.一指禪推法練習

一指禪推法操作中，前臂的旋後、旋前擺動是其運動形式的主要方面，而拇指的運動則是由前臂擺動、腕部空間位置變化而引起的伴隨運動。初學者往往過分重視拇指運動，甚至有意識地屈伸拇指，這不但會引起大魚際痠痛，而且把手法練僵。因此，在學習一指禪推法過程中，作者

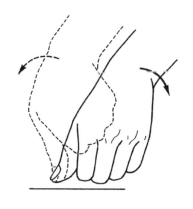

圖 89　一指禪推法的前臂擺動

建議分下步走。第一階段，操作者主要練習正確的前臂擺動運動，不考慮拇指伴隨擺動。可令操作者拇指與食指相貼，虎口閉攏，練習前臂擺動（圖89）。在前臂擺動協調、熟練的基礎上，再將虎口放鬆，使拇指與食指在前臂擺動過程中自然出現開合動作。

2.㨰法練習

㨰法操作中，腕關節的屈伸運動是其運動形式的主要方面。初學者操作錯誤中，以腕關節屈伸運動不夠佔大多數，而前臂旋轉運動大多存在。因此，在學習㨰法過程中，作者也建議分兩步走。第一步先練習腕關節屈伸運動，可令操作者一手輕握另一手

的手指，使其位置相對固定；先將腕關節前擺，掌屈至極限位，再使腕關節後擺，背伸至 40°左右；連續以上操作，勿使中斷。此階段並不形成㨰動，而是手小魚際緣的摩擦滑動（圖90）。

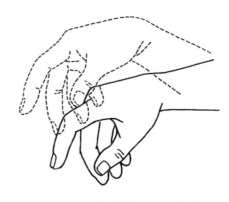

圖90　㨰法第一階段練習

第二步，在腕關節屈伸擺動熟練、諧調的基礎上，解除對手指的固定，用左手推動右手手背在米袋上前後滾動，仔細體會手背在被動滾動時的運動感覺，再逐漸減輕左手推動的力量，逐漸加大右手主動滾動的力量，就自然

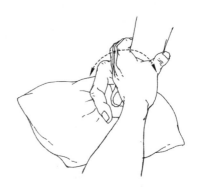

圖91　㨰法第二階段練習

形成了腕屈伸與前臂旋轉的複合運動（圖91）。

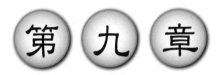

捏拿類手法

所謂捏拿類手法是指以操作者的指、掌從皮膚對稱的位置向深部擠壓的一類操作。捏拿類手法可以用（圖92）模擬表示。

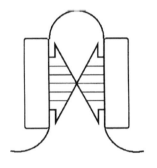

圖92　捏拿類手法模擬圖

一、代表手法：捏法

以拇指與其他手指相對，將患者皮膚及少量皮下組織捏起，稱捏法。捏法常用於小兒脊柱兩側操作，有兩種操作方式：

1. 拇食指捏

患兒俯臥位，使背部肌肉鬆弛。操作者將兩手食指屈曲，以食指中節背面緊觸脊柱兩側皮膚，拇指前按皮膚後向後捏起，隨捏隨提，兩手交替向前推進，自龜尾至大椎處（圖93、圖94）。

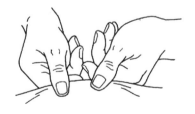

圖93　拇食指捏

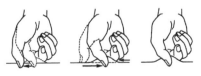

圖94　拇食指捏操作分解步驟

2.拇食中指捏

患兒體位同上。操作者將兩手拇指橈側偏峰緊觸脊柱兩側皮膚，食、中指前按皮膚後相對捏起中隨捏隨提，兩手交替前進（圖95、圖96）。

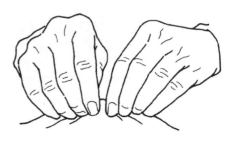

圖95　拇食中指捏

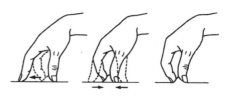

圖96　拇食中指捏操作分解步驟

捏脊法臨床應用範圍較廣，在小兒推拿中尤為常用。一般認為捏脊法偏於補益，具有調和陰陽、健脾和胃、增強人體抗病能力的作用，用於治療小兒疳積、消化不良、腹瀉嘔吐、體弱多病等病症，也可治療成人消化道疾患、月經不調、痛經、失眠等症。

此外，在骨科手法中，也有捏法（圖97），是指操作者以兩手掌相對擠壓，使骨折碎片向縱軸線靠攏，適用於粉碎性和長斜形骨折、長螺旋形骨折的整復對位，為同名異法，應予分清。

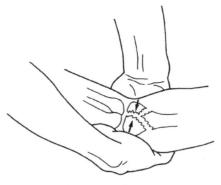

圖97　捏骨法

二、捏法的衍化

1.拿法

拿法與捏法操作非常相似，在命名上也隨不同作者的習慣稱呼之，概念不十分清楚。本書作者提出定義，捏法是指捏拿皮膚及少量皮下組織的操作。在捏法的基礎上，增加捏拿組織的體積和力量，將肌肉連同皮膚、皮下組織一起捏起上提，再讓肌膚逐漸從手指間滑出，為拿法（圖98、圖99）。

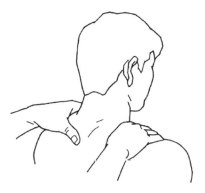

圖98　拿法

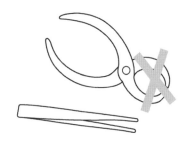

圖99　拿法機械模型

拿法刺激性較強，故提拿時，手指應伸直，以平坦的指面著力於肌膚，類似夾子的動作（圖99）。不可將手指屈曲，以尖銳的指端著力，形成鉗子樣的動作，以免患者感覺不舒適。

拿法操作時，腕部放鬆，捏拿動作連綿不斷，用力由輕到重，再由重到輕（圖100）。拿法適用於頸項、肩部和四肢肌肉豐厚處操作，具有疏通經

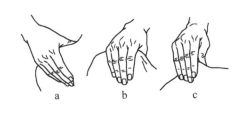

a　　　　b　　　　c

圖100　拿法操作分解步驟

絡、放鬆肌肉、解表發汗、止
痛活血的作用，用於治療頭痛
項僵，關節痹痛、肌肉痠脹、
感冒等症。

2. 抓法

捏法、拿法是將拇指與其
他手指從軸對稱位置自兩側向
中線擠壓。若將五指從輻射對
稱位置自四周向中心擠壓，則
為抓法（圖101）。抓法在臨床
上較為少用，僅作為輔助手
法。適用於頭部、腹部操作，
用於治療頭痛、腹痛等症。

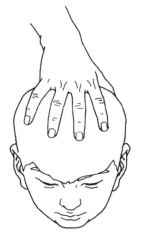

圖 101　抓法

3. 彈筋法

拿法用力提捏肌膚後，逐
漸鬆開手指，讓肌膚慢慢滑回
原處。若用力提捏肌膚後，立
即鬆開手指，使緊張的肌膚迅
速彈回原處，則稱為彈筋法
（圖 102）。彈筋法有剝離黏
連，解除肌肉痙攣的作用，適
用於肌腹、肌腱部位操作。

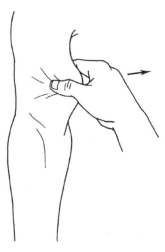

圖 102　彈筋法

4.擠法

捏法擠壓皮膚、皮下組織的力量很輕，一般以不引起痛苦為限，且捏擠的部位不斷移動。若拇、食二指相對擠捏的力量很重，且重複在同一部位操作，直至皮下血管破裂，出現瘀血，則稱為擠法，又稱為擠痧（圖103）。

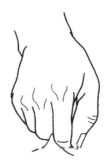

圖 103　擠法

5.扯法

在擠法的基礎上，再增加上提皮膚的操作，直至皮下瘀血，則稱扯法，或稱扯痧（圖104）。

6.擰法

又稱扭法。以彎曲的食、中指近側指骨間關節處捏起皮膚後，左右扭轉，使皮下瘀血，亦稱擰痧、扭痧（圖105）。

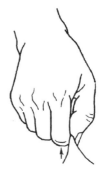

圖 104　扯法

擠、扯、擰、扭法都是民間治療痧症的一些手法，常在額面部、鼻梁、頸項部、胸部、脊柱兩側，肘窩、膕窩處操作，具有開通氣機、發散病邪、開竅醒神的作用，對許多內科急症有很好的療效。

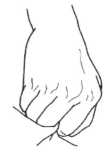

圖 105　擰法

7.挪法

手掌平置於腹部，然後如握拳狀將腹壁抓緊提起片刻，再鬆開手掌稍向前移，再抓提腹壁，不斷地前進，直至在整個腹部

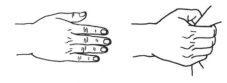

圖 106　挪法

操作一遍（圖 106）。本法刺激強烈，用於小兒蛔蟲性腸梗阻、腸黏連等症的治療。

8.合法

兩手掌對置於關節對稱位置，同時向關節縱軸相對擠壓合攏，稱合法或歸合法（圖 107）。合法為理筋手法，常用於關節軟組織損傷，如橈尺遠側關節分離的治療。

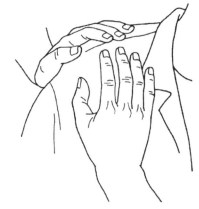

圖 107　合法

三、複合手法

1.捏揉法、拿揉法

在捏法、拿法基礎上，配合手指的揉捻動作，則稱為捏揉法或拿揉法（圖 108）。

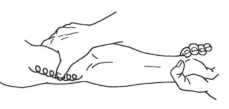

圖 108　捏揉法

2. 捻法

在捏手指、足趾時，配合揉捻動作和指骨間關節、掌指關節的扭轉運動，稱捻法（圖109）。捻法用於治療指、趾疼痛，指骨間關節扭傷。

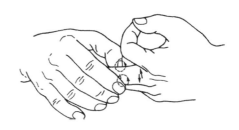

圖 109　捻法

3. 搓法

在合法的基礎上，配合手掌環轉揉動，並沿肢體縱軸上下移動，為搓法（圖110）。搓法常用於四肢、腰部、脇肋部操作，作為結束手法使用，有放鬆肌肉、減輕疼痛、促進血液循環的作用。

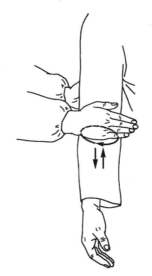

圖 110　搓法

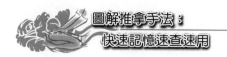

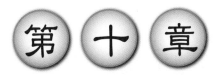

振動類手法

所謂振動類手法是指以指、掌輕觸患者體表後,透過肌肉快速、小幅度運動而產生較高頻率的震顫,並將震顫波動傳遞給患者肌膚的一類操作(圖111)。

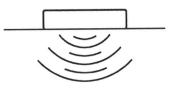

圖111 振動類手法模擬圖

一、代表手法:振法

振法根據操作者接觸部位的不同而分為掌振法和指振法兩種,但其姿勢、操作方式基本相似。操作者肩關節外展 30° 左右,肘關節屈曲約140°。

1.指振法

垂腕,手指自然伸直,以食、中二指指端輕觸患者一定穴位(圖112)。

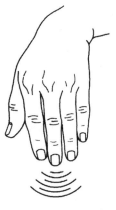

圖112 指振法

2.掌振法

腕關節略背伸，手指自然伸直，以手掌面輕按於患者體表某部位（圖113）。

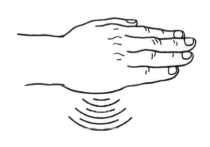

圖113　掌振法

然後，操作者可用兩種不同的運動方式產生高頻振動。一種為痙攣性肌震顫方式，前臂和手部肌肉強烈地做靜止性收縮，產生振顫動作，振動頻率可達每分鐘600～800次。本法容易學習，但由於肌肉持續痙攣，影響本身血液循環，會很快疲勞。第二種為交替性肌收縮振動，操作者肌肉放鬆，前臂屈肌和伸肌做快速交替性收縮，不是產生明顯的手部運動，而是產生細微振動，振動頻率一般為每分鐘300～400次。本法掌握困難，但由於肌肉交替地收縮、舒張，血液循環不受影響，不易疲勞。

振法操作的能量消耗較大，應保持自然呼吸，切忌憋氣，以免影響操作者自身健康。也可在操作時將意念集中於操作部位上，即所謂「運氣推拿」。本法可使局部產生溫熱舒適感，多用於脘腹脹痛、消化不良、中氣下陷等症的輔助治療，具有健脾消積、調節胃腸蠕動的功能。

二、振法的衍化：擺法

振法所產生的振動是上下波動，若改變振動的方向，使波動

向周圍傳導，則成為擺
法。擺法操作時，以手尺
側緣置患者體表，腕關節
放鬆，然後做快速小幅度
的擺腕動作（腕屈伸動
作），帶動體表組織產生
高頻振動（圖114）。擺法

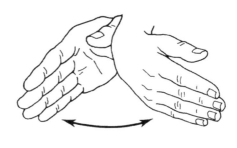

圖 114　擺法

適用胸腹、腰背、四肢部位的操作，具有放鬆肌肉、調和脾胃、
促進血液循環、緩急止痛的作用，用於治療消化不良、肌肉痙
攣、局部腫痛等症。

三、複合手法

1.提顫法

本法為捏拿與振動的
複合手法。手指分開呈半
屈狀態，以拇指與食、中
指輕輕捏提肌膚後，腕、
指做快速顫抖動作，兩手
交替操作（圖115）。本法
具有放鬆肌肉、活血化瘀
止痛、分離黏連的作用，
適用於頸項、四肢及腹部
操作。

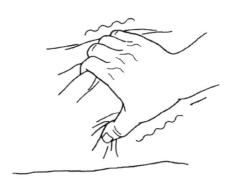

圖 115　提顫法

2.盪法

在提顫法基礎上，增加
左右、上下顫動的運動幅
度，降低顫抖頻率，則稱為
盪法（圖 116）。本法僅用
於腹部操作，具有消積利
氣、分離黏連的作用，用於
治療小兒蛔蟲性腸梗阻、腸
黏連等症。

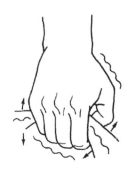

圖 116 　盪法

3.對掌振法

本法為合法與振法的複
合手法。兩手掌分置於關節
的對稱部位，然後做快速上
下（或左右）振顫動作。本
法適用於四肢關節的操作
（圖 117）。

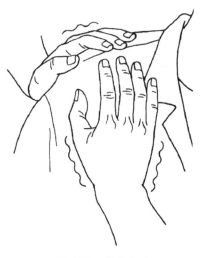

圖 117 　對掌振法

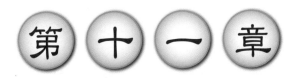

叩擊類手法

所謂叩擊類手法是指以指、掌、拳或器具對患者體表進行有節律地、間斷地擊打的一類操作（圖118）。

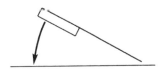

圖118　叩擊類手法模擬圖

一、代表手法：擊法

以較重的力量單次或多次擊打某一體表部位，使擊打力量作用到肌肉、骨骼等深部組織，稱擊法。擊法可用拳、掌，也可用特製的棒（桑枝棒），故擊法有以下不同的操作方式。

1. 拳背擊

手握空拳，腕關節伸直，以肘部發力，將拳背有節律地反覆擊打某一部位；或邊擊打，邊移動作用部位（圖119）。拳背擊適用於肩背部操作。

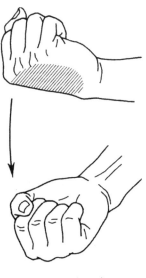

圖119　拳背擊

2. 捶擊

手握空拳，腕關節放鬆，以
肘部發力，將兩拳尺側緣交替捶
擊某一部位，捶擊法用力一般要
比拳背擊輕。捶擊法適用於肩
背、四肢部位操作（圖120）。

3. 掌根擊

手指微屈，腕關節背伸至極
限位，然後以肩關節發力，將掌
根部反覆擊打某一部位；或邊擊
打，邊移動擊打部位。掌根擊適
用於臀部及大腿肌肉豐厚處操作
（圖121）。

4. 掌側擊

手指伸直，腕關節放鬆，然
後以腕關節發力，用手掌尺側緣
反覆擊打某一部位（圖122）。本
法形如刀劈，故又稱劈法，適用
於肩背、四肢關節及指（趾）縫
處操作。

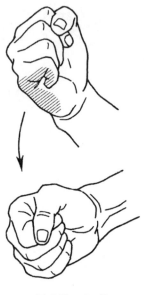

圖120　捶擊

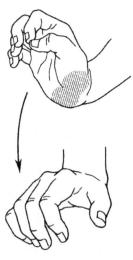

圖121　掌根擊

5.棒擊法

手握柔枝棒（略有彈性）的一端，腕關節放鬆，然後視需要，以肘關節發力（力量較輕）或肩關節發力（力量較大），用棒身連續在某一部位擊打 3～5 次（圖 123），再移動擊打部位。棒擊時，力量要由輕而重，適可而止。擊打的方向應與肌肉、骨骼平行，棒身接觸部位應盡可能大，不要用棒尖打，也不要打出頭棒（圖 124）。

擊法力量較大，擊打過程中不能有拖拉現象；擊打過程要短促，一觸即彈起，避免造成組織損傷。擊法的操作頻率為每分鐘 45～80 次。

擊法適用於肌肉豐厚處操作。具有開竅醒神、活血和營通絡的作用，用於治療頭目眩暈、肢體頑麻等症，也可用於體育比賽前運動員精神狀態的調整。

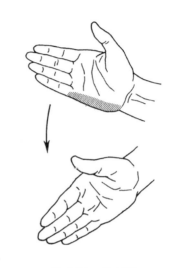

圖 122　掌側擊

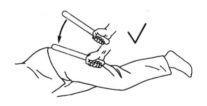

圖 123　棒擊法

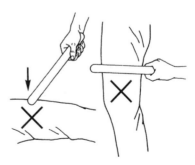

圖 124　棒擊法注意事項

二、擊法的衍化

1.叩法

在擊法的基礎上減輕擊打
力量，使其作用傳達於皮下組
織、肌肉，並加快擊打頻率，
使之達到每分鐘 80～100 次，
則稱為叩法。有以下的操作變
化。

⑴合掌叩：兩手手指伸
直，併攏，相合，然後以掌尺
側緣快速擊打某一部位（圖
125）。合掌叩適用於肩背、
胸脅部位操作。

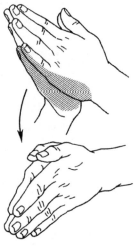

圖 125　合掌叩

⑵屈指叩：手指半屈曲，
以示、中指近側指骨間關節背
面輕快地叩擊某一部位（圖
126）。屈指叩適合於小兒推
拿操作。

叩法操作輕快，具有舒鬆
筋脈、促進血液循環、消除疲
勞、鎮靜安神的作用，用於精
神緊張、失眠的治療及體育比
賽後恢復。

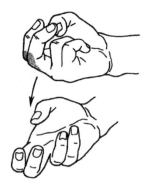

圖 126　屈指叩

2.拍法

掌根擊與掌側擊都是以手掌著實地擊打，若以虛掌輕快地擊打則稱拍法。其法：五指併攏，掌心凹陷成虛掌，腕關節放鬆；然後以腕關節力量，輕快地擊打體表（圖 127）。拍法常用於肩背、腰骶及四肢關節處操作，且有舒鬆筋脈、促進血液循環的作用。

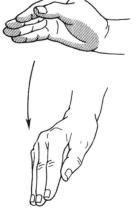

圖 127　拍法

3.啄法

以五指指尖輕快地擊打一定部位，兩手交替操作，猶如雞啄米狀，故稱啄法。啄法操作既可手指分開如爪狀（圖 128），也可互相聚攏成梅花狀（圖 129）。啄法適用於頭面部操作，有安神醒腦的作用，用於頭痛、失眠的治療。

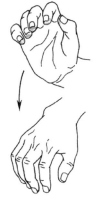

圖 128　啄法(1)

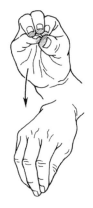

圖 129　啄法(2)

4. 彈法

啄法以腕關節力量擊打，彈法則是用伸指肌的彈力進行擊打。彈法操作既可用食指指腹抵住中指指甲（圖130），也可用拇指指腹抵住中指指甲（圖131），然後中指迅速彈出，以指尖擊打某一穴位。彈法適用於頭面部操作，作用同啄法。

拍法、啄法、彈法的操作頻率為每分鐘 100～120次。

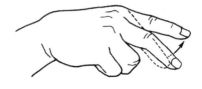

圖 130　彈法⑴

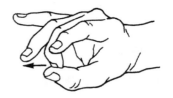

圖 131　彈法⑵

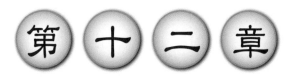

托插類手法

所謂托插類手法是指以掌指著力於某部位後向水平方向用力的一類操作（圖132）。

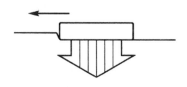

圖 132　托插類手法模擬圖

一、代表手法：托法

患者仰臥位。操作者將食、中、無名、小指伸直併攏，在腹部觸及下垂之胃大彎輪廓後，以手指羅紋面與掌小魚際緣著力，托住胃大彎，順著患者深吸氣運動，將胃大彎沿逆時針方向上托（圖 133）。本法用於胃下垂的治療，有益氣健脾、提升胃腑的作用。

二、其他手法

1. 插法

患者坐位。操作者以左手扶持患者左肩部，右手食、中、無名、小指伸直併攏。囑患者深呼吸，將手指

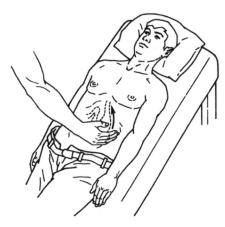

圖 133　托法

從左側肩胛骨內下緣向外上方插進，吸氣時插入，呼氣時稍退出，進退3～5次（圖134）。本法也有提升胃腑的作用，用於胃下垂治療。

2.勾法

患者仰臥位。操作者兩手食、中、無名指略屈曲，以指尖勾住肋弓下緣；然後囑患者深呼吸，操作者手指隨呼吸運動而變化勾頂力量，吸氣時加重，呼氣時減輕（圖135）。勾法具有疏肝理氣、和胃利膽的作用，用於治療脇肋疼痛、脘腹脹痛、消化不良症。

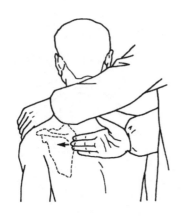

圖 134　插法

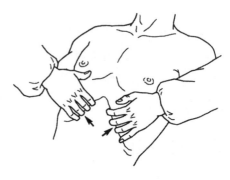

圖 135　勾法

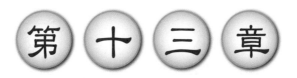

拔伸類手法

所謂拔伸類手法是指對患者病變肢體進行縱向牽拉的一類操作。拔是指手法操作時的動作，伸是指手法所產生的伸長效應。拔伸類手法可用圖136模擬表示。

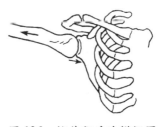

圖136　拔伸類手法模擬圖

一、拔頸項

1.虎口托頷拔頸法

患者坐位。操縱者站於其後，兩手虎口張開，以拇指和食指虎口緣抵住下頷骨與枕骨下緣抱緊，兩前臂尺側緣置肩上；然後以前臂為槓桿，肩部為支點，肘部下壓，雙手上托，將頸部向上牽拉（圖137、圖138）。在拔伸頸項的同時，可配合頸部小幅度屈伸、搖轉、側屈運動。本法適用於頸項僵硬疼痛、屈伸不利的治療。

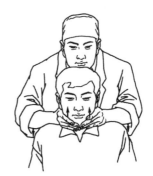

圖137　虎口托頷拔頸法

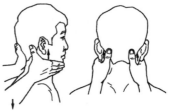

圖138　側視和後視

2. 前臂托頷拔頸法

患者坐位。操作者站於其後，以一側手臂從患者頸前繞過，托起下頷，其手按壓於患者對側肩上；另一手虎口張開，托住患者枕部；然後以托下頷的前臂為槓桿，肩部為支點，將患者頭部向上牽拉，另一手則保持頭頸處於中立位的作用（圖 139）。在牽拉過程中，托下頷的前臂可做突發有控制的小幅度左、右晃抖動作，使頸椎左、右旋轉。本法適用於頸椎病、上頸段椎骨錯縫的治療。

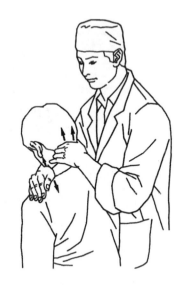

圖 139　前臂托頷拔頸法

3. 臥位拔頸法

患者仰臥位，雙手抓住兩側床沿。操作者以一手掌心托住患者下頷，另一手掌托住患者枕部，然後將其向後上方與水平線成 30°角縱向牽拉（圖 140、圖 141）。牽拉過程中可配合頸椎小幅度的屈伸、旋轉、側屈運動。本法適用於頸椎病、落枕的治療。

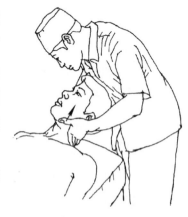

圖 140　臥位拔頸法(1)

二、拔伸上肢

1.夾腕拔肩法

患者坐位。操作者站於其患側，用兩膝內側夾住患者腕部，使患肢遠端固定；雙手握住腋下，沿肱骨縱軸方向向上端拔伸（圖 142）。本法適用於肩周炎黏連期、陳舊性肩關節脫位的治療。

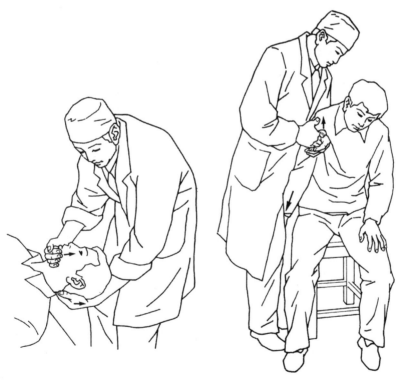

圖 141　臥位拔頸法(2)　　　　圖 142　夾腕拔肩法

2. 膝頂拔肩法

患者坐位。操作者雙手握緊其上臂下端，將一側屈曲的膝部抵住患肩腋下，使身體穩定，然後兩手後拉，膝部前頂，將患肢向遠端牽拉（圖143）。適應症同「夾腕拔肩法」。

3. 肩頂拔肩法

患者與操作者並排站立，操作者一側上肢自後向前摟住患者腰部，肩部則頂住患者腋下，將患肢自操作者頸後垂下，用另一手握住其腕部，然後利用身體向前扭轉之力，把患肩牽拉（圖144）。本法利用腰胯力量拔伸肩關節，操作者較為省力，適用於陳舊性肩關節脫位的治療。

4. 腕關節拔伸法

操作者一手握住患者前臂

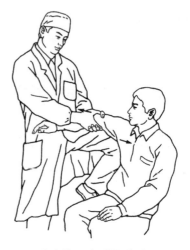

圖 143　膝頂拔肩法

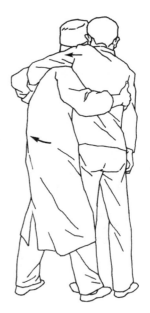

圖 144　肩頂拔肩法

下端，另一手握住其手，兩手相對用力，將腕關節縱向牽拉（圖
145）。本法適用於腕關節扭傷的治療。

5.指骨間關節拔伸法

操作者以一手握住患手，另一手食、中指屈曲，夾住患指，
兩手相對用力，將手指縱向拔伸（圖 146）。本法適用於指骨間
關節扭傷、扳機指的治療。

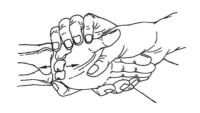

圖 145　腕關節拔伸法

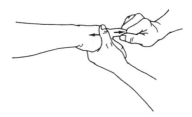

圖 146　指骨間關節拔伸法

三、拔伸腰椎

1.腰椎雙腿拔伸法

患者俯臥位，兩手抓住頭端
床沿。助手抓住患者兩腋部，身
體後傾，做對抗用力。操作者以
兩腋夾住患者兩足踝踝部，兩腳
蹬住床腿，身體後傾，利用足蹬
和軀幹腰背肌力量，將患者下肢
向遠端牽引（圖 147）。本法適

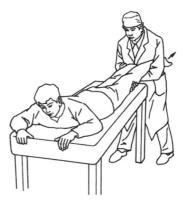

圖 147　腰椎雙腿拔伸法

用於腰椎間盤突出症的診斷。若拔伸後患者坐骨神經痛減輕，可能為脫出椎間盤壓迫所致。

2.腰椎單腿拔伸旋轉微調手法

患者俯臥位，兩手抓住頭端床沿。助手抓住患者兩腋部，身體後傾，做對抗用力。操作者以兩手握住患者患側下肢踝部，身體後傾，利用軀幹腰背肌力量，將患者下肢向遠端持續拔伸以拉開腰椎間隙（圖 148），再逐漸將其下肢外旋，使患者腰椎隨下肢外旋而自下而上逐漸扭轉。當見到病變節段開始隨之扭轉時，突然加大下肢外旋力量，可使旋轉和（或）側向移位的腰椎回復

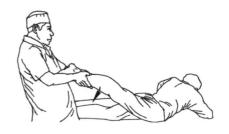

圖 148　腰椎單腿拔伸旋轉微調手法

原位。該手法適用於治療骶髂關節伸展型錯位、退行性腰椎滑脫症、腰椎後關節紊亂等症，尤其適合併發骨質疏鬆症患者的治療。

四、拔伸下肢

1.骶關節、髖關節拔伸法

患者仰臥位，會陰部墊一軟枕。操作者以一側腋部夾住患肢足踝部，前臂從小腿後側穿出，抓住另一側以手握持患肢膝部的前臂，將患肢切實交鎖住，用另一側足蹬抵患者會陰部軟枕；然後下肢前蹬，腰背後仰，利用軀幹肌肉力量將患肢向遠端牽引

（圖 149）。本法適用於骶髂關節錯縫、髖關節扭傷的治療。

2. 踝關節拔伸法

患者仰臥位。操作者一手托患足跟部，另一手握蹠趾部，沿脛骨縱軸方向向遠端牽拉（圖 150）。本法適用於踝關節扭傷的治療。

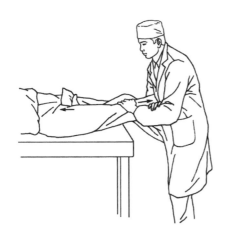

圖 149　骶髂關節、髖關節拔伸法

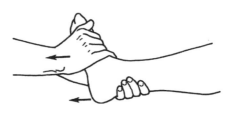

圖 150　踝關節拔伸法

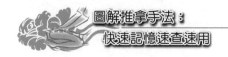

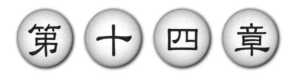

捈正類手法

按壓法是刺激性手法，按壓持續時間較長而平穩。捈正類手法是矯正性手法，按壓突發而持續時間短暫，形成一種衝擊，使骨關節面受到震動而在韌帶、肌肉張力的作用下自行復位，適用於關節半脫位。與按壓法相似，捈正類手法既可用掌根發力，也

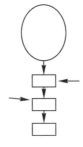

圖 151　捈正類手法模擬圖

可用拇指發力；既可單點發力衝擊，也可兩點發力衝擊。捈正類手法可用圖 151 模擬表示。

一、單點衝擊捈正手法

單點衝擊捈正手法多採用掌根接觸的發力方式，可分為以下三種。

①肘關節發力：操作者以一手掌根部或尺側緣抵住患椎棘突或橫突，另一手掌根重疊按壓於腕背部，肘關節微屈，身體保持不動；然後兩臂做一突發有控制的動作，使肘關節伸直，在掌根部產生一幅度有限的回彈衝擊力，令脊柱運動單元產生錯移震動而復位（圖 152）。頸、胸椎復位均可使用肘關節發力方式。②

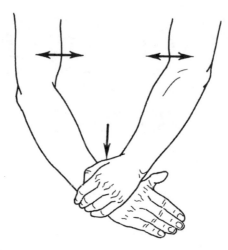

圖 152　肘關節發力

肩臂發力：操作者身體略側前傾，以一手掌根按壓於患椎棘突，上肢伸直；然後肩臂做一突發有控制的動作，向前下方按壓（圖 153）。胸椎復位可採用肩臂發力方式。③軀幹使力：操作者以一手掌根按壓於一定部位上，另一手掌根重疊其上，身體略前傾，上肢保持伸展狀態，然後腰胯部做一突發有控制動作，身體下墜，利用軀幹的重力和肌力，按壓

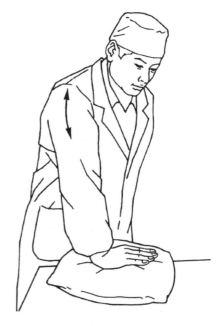

圖 153　肩臂發力

患者脊柱復位（圖 154）。本法僅應用於身體壯實者的腰椎或骶髂關節復位。

1.環枕關節按壓復位法

患者俯臥位，胸前墊枕，額部枕於相疊的兩前臂上，注意保持頸椎處於前屈中立位。操作者以掌根豌豆骨抵住枕外隆凸下緣向患者前上方推壓，以拉開環枕間隙，緩解枕下肌群痙攣。然後適時以肘關節發力方式，按壓枕部，即可復位（圖 155）。本法適用於環枕關節錯位的整復。

2.胸椎棘突下掌緣按壓復位法

患者俯臥位。操作者以一手掌側緣抵住錯位棘突下緣，另一手掌重疊於腕背上；然後囑患者深呼吸，待呼吸諧調後，乘其吸氣末期胸壁鼓起時，適時用肘關節發力，將棘突向其前上方按壓，使其復位（圖 156）。本法

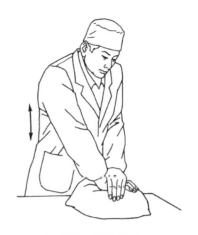

圖 154　軀幹發力

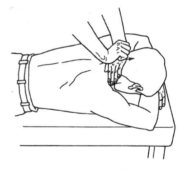

圖 155　環枕關節按壓復位法

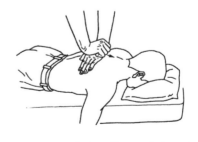

圖 156　胸椎棘突下掌緣按壓復位法

適用於胸 4 以下節段椎骨錯位。

3. 肋椎關節按壓復位法

患者體位同上。操作者以兩手掌根重疊，按壓於肋骨角；然後囑患者深呼吸，待呼吸諧調後，乘其呼氣末期，呼吸肌和肋椎關節囊鬆弛時，適時用肘關節發力，將肋骨向其外上方按壓，使其復位（圖 157）。本法適用於所有肋椎關節錯位。

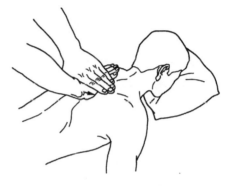

圖 157　肋椎關節按壓復位法

4. 骶骨按壓復位法

患者俯臥位，頭部墊枕，兩下肢外展分開，身體放鬆。操作者以兩手掌根相疊，接觸於患者後凸骶骨下端，向其腹側、頭側方向按壓。囑患者咳嗽，待其咳嗽咳出、肌肉鬆弛時，適時以軀幹使力

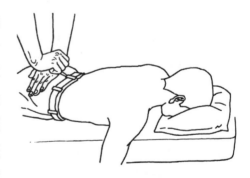

圖 158　骶骨按壓復位法

方式，衝擊骶骨，即可復位（圖 158）。本法適用於骶骨後移錯位。

二、兩點衝擊捺正手法

兩點衝擊捺正法通常選擇以組成關節或脊柱活動節段上下端的骨型結構為著力點，組成一對扭轉和（或）剪切力，使該關節或活動節段被動移動復位（圖159）。

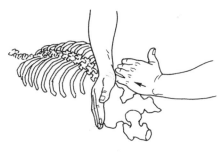

圖 159　兩點衝擊捺正法用力示意圖

1. 下頸椎俯臥按壓復位法

患者俯臥位，頭部墊枕，臉轉向棘突偏凸側，使頸椎保持前屈和向患側旋轉的姿勢。操作者以一手掌根抵住患者枕外隆凸下緣向其前上方按壓，以拉開頸椎關節間隙，緩解頸肌痙攣；另一手拇指端抵住對側後凸的頸椎橫突，向其外前上方按壓，

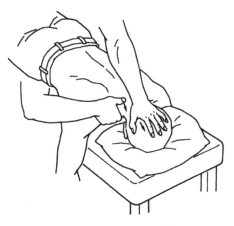

圖 160　下頸椎俯臥按壓復位法

即可復位（圖160）。本法適用於頸5以下節段的椎骨錯縫。

2. 上胸椎按壓復位法

患者體位同上，保持頸椎前屈中立位，臉朝下，額部枕於相

抱的兩臂上，使頸椎與胸椎後凸弧度處於同一條弧線上。操作者操作如上法，一手掌跟前推枕部，以牽拉頸胸肌群，另一手掌根按壓後凸的胸椎橫突，使之復位。本法適用於伴有斜方肌、肩胛提肌、半棘肌、頸夾肌痙攣的胸 4 以上節段胸椎錯位，亦可用於肋椎關節復位（圖 161）。

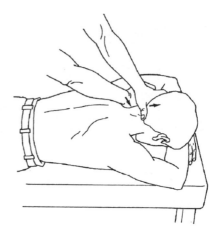

圖 161　上胸椎按壓復位法

3. 上頸椎側臥位按壓復位法

　　患者側臥位，頸椎棘突偏凸側向上，枕頭厚度應適宜，以保持頸椎處於中立位。操作者以一手掌根豌豆骨抵住偏凸的頸椎棘突向脊柱中線按壓，另一手虎口叉住其腕背，以拇指頂住下一頸椎骨橫突向患者外前方按壓；然後稍用力向下按壓，使頸椎側屈至限制位適時用肘關節發力方式，突然加大按壓力量，使頸椎運動部位兩椎骨互相錯移而復位（圖 162）。本法適用於頸 4 以上節段椎骨錯縫。

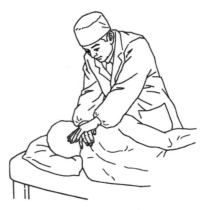

圖 162　上頸椎側臥位按壓復位法

4.胸椎交叉按壓復位法

患者俯臥位。操作者將雙臂交叉，以掌根豌豆骨抵住對側同一運動單元的上下胸椎橫突，囑患者深呼吸，待呼吸諧調後，乘其吸氣末期胸壁鼓起時，適時用肘關節發力，將胸椎橫突向其外前方按壓，使其復位（圖163）。本法適用於胸椎錯縫。

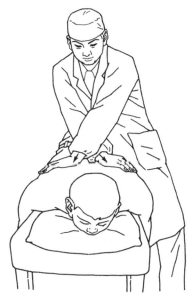

圖 163　胸椎交叉按壓復位法

5.骶髂關節按壓鬆動法

患者俯臥位。操作者站於其健側，以一手掌根按住髂後上棘向患者前外方用力，另一手掌根抵住骶骨下端向患者前上方用力；囑患者咳嗽，待其咳嗽咳出、肌肉鬆弛時，適時以肩臂發力，做一突發有控制的推壓動作，使骶髂關節面兩側互相錯移扭轉而得以鬆解（圖164）。本法適用於骶髂關節錯位而髂後上棘後凸者。此外，復位時還可在患者大腿下面墊一枕頭，使髖關節後伸而利用股直肌緊張的槓桿力，協助鬆動。若

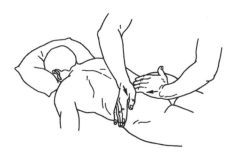

圖 164　骶髂關節按壓鬆動法⑴

患者髂後上棘凹陷，則操作者按壓的部位及用力方向均要相應改變，一手掌根按住骶骨上端向患者前下方用力，另一手掌根按壓坐骨結節內側向患者前外上方用力，使骶髂關節向相反方向扭錯，即能鬆動（圖165）。

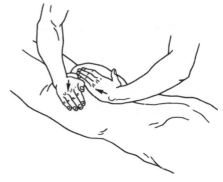

圖 165　骶髂關節按壓鬆動法(2)

三、脊柱微調手法

1. 頸椎微調手法

⑴坐位上頸椎旋轉微調手法：患者坐於凳上，頸部略前屈，肌肉放鬆。操作者站於其背後，以一側拇指頂住患者錯位頸椎骨對側（棘突偏歪側的對側）後凸的關節突內下側，另一側手掌托住患者患側下頜支及顳枕骨下緣。操作者托患

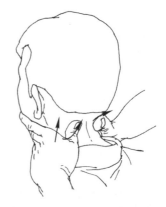

圖 166　坐位上頸椎旋轉微調手法

者頭頸部之手先將其向上提托，在對患者頭頸施加縱向拔伸力量下引導患者頭頸向患側旋轉10°左右；感覺患者頸部肌肉放鬆，與操作者手法操作諧調的前提下，再輕巧地加大頭頸旋轉運動幅度3°～5°，拇指同時向上、向外推衝關節突，即可整復（圖166）。

本法適用於整復環枕關節及環樞關節旋轉型錯位及頸 2、頸 3 節段旋轉型錯位。

(2)側臥位上頸椎「十」字交叉旋轉微調手法：患者側臥於治療床上，樞椎棘突偏凸側朝上，頸部肌肉放鬆。操作者站於其背後，以一側拇指自上而下頂住患者錯位頸椎偏凸的棘突，另一手拇指自後向前抵住下一椎（上一椎亦可）的同側上關節突，兩拇指成「十」字形垂直交叉關係。操作者兩拇指分別按壓棘突向下，關節突向前移動，使錯位節段被動旋轉 5°左右；感覺患者頸部肌肉放鬆，與操作者手法操作諧調的前提下，再輕巧地加大拇指頂推力量，擴大節段旋轉運動幅度 3°～5°，即可整復（圖 167）。本法適用於上頸椎錯位。

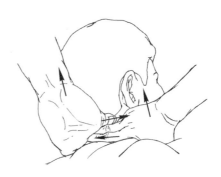

圖 167　側臥位上頸椎「十」字交叉旋轉微調手法

(3)側臥位頸椎前後交錯旋轉微調手法：患者側臥於治療床上，棘突偏凸側朝上，頸部肌肉放鬆。操作者站於其頭端，以一側拇指自前向後頂住患者向前凸起的橫突前結節，另一手拇指自後向前頂推下一椎（上一椎亦可）的同側後關節突，兩拇指成前後相對剪切交錯關係。操作者兩拇指分別頂推組成同一活動節段的相鄰頸椎橫突，使錯位椎骨被動旋轉 5°左右；感覺患者頸部肌肉放鬆，與醫者手法操作諧調的前提下，再輕巧地加大拇指頂推力量，擴大椎骨旋轉運動幅度 3°～5°，即可整復（圖 168）。適用

於頸椎錯位及頸椎間盤突出
症的治療。

(4)側臥位頸椎側屈微調
手法：患者側臥於治療床
上，頸椎橫突凸起側朝上，
頸部肌肉放鬆。操作者站於
其頭端，以一側拇指自上而

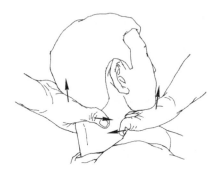

圖 168　側臥位頸椎前後交錯旋轉
微調手法

下頂住患者錯位環椎偏凸的
橫突外側，另一手掌自下而
上托住患者頭頸錯位頸椎的
上緣水平。操作者先將患者
頭頸縱向拔伸，並慢慢將患
者頭部被動側屈到 10°左右，
感覺患者頸部肌肉放鬆，與
操作者手法操作諧調的前提
下，再輕巧地加大患者頭部
的側屈運動幅度 3°～5°，同

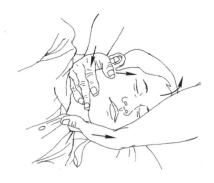

圖 169　側臥位頸椎側屈微調手法

時拇指頂推偏凸的環椎橫突，即可整復（圖 169）。適用於上、
下頸椎錯位。

(5)下頸椎俯臥位棘突交錯按壓微調手法：患者俯臥於治療床
上，胸部墊枕，頸部肌肉放鬆，臉部朝下置於治療床頭端的臉洞
中或頭部伸出床端。操作者站於其頭端，以一側拇指羅紋面抵住
患者錯位椎骨偏凸的棘突，另一手拇指抵住於錯位椎骨下一椎的
棘突對側（或上一椎亦可）。操作者兩拇指同時推擠扭轉棘突向

中線方向用力並逐漸加大推擠
力量，感覺患者頸部肌肉放
鬆，相鄰兩棘突有移動感時，
輕巧地加大拇指頂推力量，即
可整復錯位節段（圖170）。適
用於頸5、頸6以下節段旋轉型
錯位的糾正及頸椎間盤突出
症、脊髓型頸椎病的神經根和
脊髓減壓。

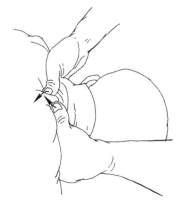

圖170　下頸椎俯臥位棘突交錯按
　　　　壓微調手法

　(6)下頸椎俯臥位橫突交叉
按壓微調手法：患者俯臥於治療床上，頭部墊枕，頸部肌肉放
鬆，臉部朝下置於治療床頭端。操作者站於其頭端，兩手拇指交
叉，分別按壓於患者錯位椎骨後凸的橫突後結節及相鄰下一椎骨
的對側橫突（或上一椎亦可）。醫者兩拇指同時推擠橫突向前、

向外用力並逐漸加大推擠
力量，感覺患者頸部肌肉
放鬆，相鄰兩橫突有移動
感時，突然加大拇指頂推
力量，即可整復錯位節段
（圖171）。適用於頸5、
頸6以下節段旋轉型錯位
的糾正及頸椎間盤突出
症、脊髓型頸椎病的神經
根和脊髓減壓。

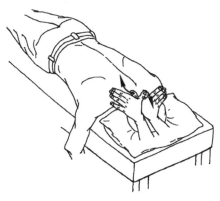

圖171　下頸椎俯臥位橫突交叉按壓微
　　　　調手法

(7)坐位下頸椎側屈微調手法：患者坐於凳上，頸部肌肉放鬆。醫者站於其背後，同側手拇指伸直，抵住錯位椎骨偏凸的棘突；對側手掌緣抵住患者頸根部。操作者抵頸根部的手逐漸將患者頸部向對側推擠並盡量向上提托片刻，使其側屈至 5°～10°，感覺患者頸部肌

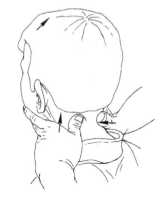

圖172　坐位下頸椎側屈微調手法

肉放鬆，與操作者手法操作諧調的前提下，輕巧地加大頸部側屈幅度3°～5°，同時拇指向中線推衝棘突，即可整復（圖172）。適用於整復頸 5、頸 6 以下節段旋轉型錯位及上胸椎錯位。

2.胸椎微調手法

(1)俯臥位上胸椎拇指交叉按壓微調手法（橫突）：

患者俯臥於治療床上，背部肌肉放鬆，頭部自然下垂於床前，兩上肢分開垂置於治療床兩側。操作者站於其身旁，兩臂交叉，先以一手拇指按壓於患者錯位胸椎棘突的外側（即下一椎橫突上），另一手拇指按壓於上一胸椎棘突的對側（即錯位胸椎本身的對側橫突）。囑患者緩慢呼吸，操作者的拇指逐漸將患者胸椎橫突向下按壓，待其呼吸諧調後，乘其呼氣末期肌肉放鬆時，適時加大拇指按壓橫突的力量，並做一相對扭轉動作（向棘突中線扭轉），使組成活動節段的兩椎骨間旋轉而整復（圖 173）。適用於整復胸 3、胸 4 以上節段胸椎旋轉型錯位。

(2)俯臥位胸椎按壓棘突、橫突微調手法：患者體位同上。操作者以一手拇指從偏凸棘突自外向中抵住棘突，另一手拇指垂直按壓於同一椎骨的對側後凸之橫突（定位上一椎棘突的對側）。操作者先以較和緩的力量隨著患者的呼吸運動施加顫動，使患椎棘突向中線移動，患椎橫突向前、向外移動；當患者呼吸諧調勻和時，適時在呼氣時以短促、輕巧、有控制的力量衝壓患椎，使之整復（圖174）。本法適用於不同胸椎節段的整復及鬆動。

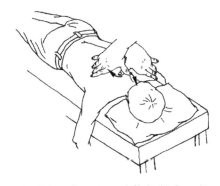

圖 173　俯臥位上胸椎拇指交叉按壓微調手法（橫突）

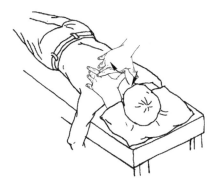

圖 174　俯臥位胸椎按壓棘突、橫突微調手法

(3)俯臥位上胸椎棘突交錯按壓微調手法：患者俯臥於治療床上，背部肌肉放鬆，頭部自然下垂於床前，兩上肢分開垂置於治療床兩側。操作者站於其身旁，兩手拇指交叉，以一手掌根自下而上抵住錯位節段的上一椎棘突下緣，另一手掌根則抵住下一椎棘突的上緣。囑患者緩慢呼吸，操作者的兩手掌將兩胸椎棘突分離。待其呼吸協調後，乘其呼氣末期肌肉放鬆時，適時將上一椎棘突向其胸前方推衝，使其

整復（圖175）。適用於整復
胸椎前後傾錯位。

(4)俯臥位上胸椎棘突交錯
按壓微調法：患者俯臥於治療
床上，胸前用豎向排列的軟枕
墊起，背部肌肉放鬆，頭部轉
向患側，兩上肢分開垂置於治
療床兩側。操作者站於其頭
端，以一手拇指抵住錯位節段
的偏凸棘突外緣，另一手拇指
抵住下一椎棘突的健側緣。囑
患者緩慢呼吸，操作者的拇指
先將兩胸椎棘突推擠分離，再
向中線方向交錯旋轉。待其呼
吸諧調後，乘其呼氣末期肌肉
放鬆時，適時推衝棘突，使其
整復（圖176）。適用於整復
上胸椎旋轉錯位。

(5)肋椎關節微調手法：患

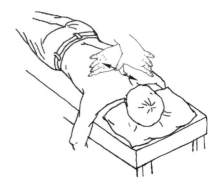

圖175　俯臥位上胸椎棘突交錯按
　　　　壓微調手法

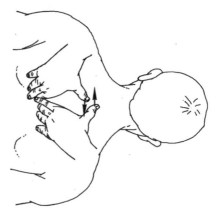

圖176　俯臥位上胸椎棘突交錯按
　　　　壓微調法

者俯臥於治療床上，胸前用豎向排列的軟枕墊起，背部肌肉放
鬆，頭部自然下垂於床前，兩上肢分開垂直於治療床兩側。操作
者站於其身旁，兩手拇指交叉，先以一手拇指按壓於患者錯位之
肋骨根部，另一手拇指按壓於上一胸椎橫突上。囑患者緩慢呼
吸，操作者兩拇指逐漸牽開患者肋橫突關節間隙。待其呼吸諧調

後，乘其呼氣末期肌肉放鬆時，適時加一側拇指按壓力量（肋根高隆則按壓肋根，橫突高隆則按壓橫突），並做一相對扭轉動作，使組成肋椎關節的骨關節間移動而在周圍韌帶的彈性力作用下自行整復（圖177）。適用於整復胸3、胸4以下節段肋椎關節錯位。

(6)胸肋關節微調手法：患者仰臥於治療床上，肌肉放鬆。操作者站於其患側，兩手拇指交叉，分置於錯位胸肋關節的兩端。令助手拉住患者患側上肢腕部，根據其肋軟骨端移位方向，或在上肢前舉位牽引（肋軟骨向患者頭端移位），或在上肢下垂位牽引（肋軟骨向患者足端移位），以拉開關節間隙，以利復位。操作者兩拇指同時逐漸牽開患者胸肋關節間隙，待其呼吸諧調後，乘其呼氣末期肌肉放鬆時，適時將關節兩端向錯位反向推衝，使組成胸肋關節的骨結構在周圍韌帶的彈性力作用下自行整復（圖178）。適用於整復胸肋、肋軟骨間關節錯位。

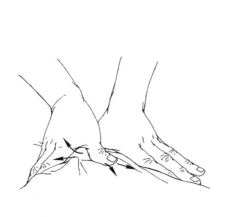

圖177　肋椎關節微調手法

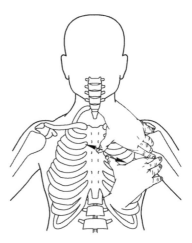

圖178　胸肋關節微調手法

3.腰椎短槓桿微調手法

(1)俯臥位腰椎交叉按壓旋轉微調手法：患者俯臥於治療床上，背部肌肉放鬆，兩上肢分開垂置於治療床兩側。操作者站於其身旁，兩臂交叉，先以一側掌根豌豆骨按壓於患者錯位腰椎對側的橫突（棘突的外側 2 釐米），另一手臂緊貼住該手臂，掌根按壓於下一腰椎同側的橫突（如整復腰 5、骶 1，則該手掌根部可按壓於同側髂後上棘內側）。囑患者緩慢呼吸，操作者的手掌逐漸將患者腰椎椎橫突向下按壓，使其逐步後伸旋轉。待其呼吸諧調後，乘其呼氣末期肌肉放鬆時，適時加大掌根按壓橫突的力量，並做一相對扭轉動作（向棘突中線扭轉），使組成活動節段的兩椎骨整復（圖 179）。適用於治療腰椎旋轉型錯位和腰椎間盤突出症。

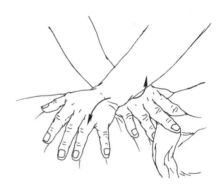

圖 179　俯臥位腰椎交叉按壓旋轉微調手法

(2)俯臥位腰椎交叉按壓屈伸微調手法：患者體位同上。操作者站於患側，兩手臂交叉，以近患者頭端掌根豌豆骨按壓於滑脫椎上一椎棘突上，以近患者足端掌根豌豆骨按壓於滑脫椎下一椎棘突上。操作者先以分離的力量促使組成滑脫椎上下活動節段的椎間隙拉開並維持片刻，乘其呼氣末期肌肉放鬆時，一手掌根維持不動，另一手掌根適時突然推衝滑脫椎的上一椎（或下一椎）

向腹側移動。兩手反覆產
生交替穩定和推衝的作
用，使向前滑脫的腰椎得
以逐漸部分整復（圖
180）。本法適用於退行
性腰椎滑脫症的治療。

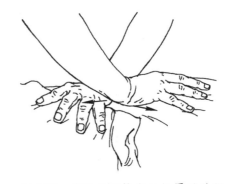

圖 180　俯臥位腰椎交叉按壓屈伸微
　　　　調手法

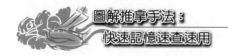

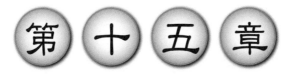

環搖類手法

所謂環搖類手法是指出操作者對病變關節做緩和迴旋的環旋搖動的一類操作（圖181），屬鬆動性手法範疇。

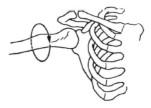

圖181 環搖類手法模擬圖

環搖類手法操作時，通常以一手穩定被搖關節近端的肢體，另一手握住被搖關節的遠端肢體，根據被搖關節的生理、病理活動範圍，以穩妥緩和的力量，帶動關節做環轉運動。關節運動的幅度，應由小到大，逐漸增強，可超過關節病理限制位，但一般不超過其生理限制範圍。嚴禁粗暴動作和違反正常生理活動的運動。

一、搖頸

1. 坐位搖頸

患者坐位，頸項放鬆，略前屈。操作者用一手扶住其頂枕部，另一手托住下頜，雙手協同將頭搖轉，順時針與逆時針方向各5～7次（圖182）。注意，環搖

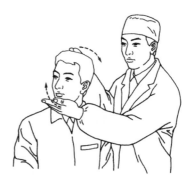

圖182 坐位搖頸

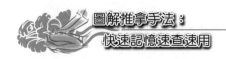
時不可將頭過度後伸。

2. 仰臥位搖頸

患者仰臥位。操作者站於其頭端，先以左前臂伸側托起患者枕部，左手則抓住患者右肩部，虎口朝向外側；右手扶住患者頭頂；然後利用左前臂的擺動，帶動患者頭頸做順時針方向環轉搖動3～5周。再交換一下左右手，以右前臂托起患者枕部，左手扶患者頭頂，做逆時針方向環搖3～5周（圖183）。注意，搖動的動作不能太快，幅度不可過大，以免引起患者眩暈。

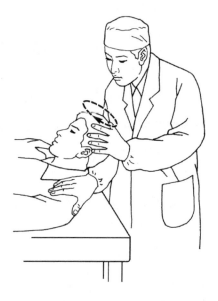

圖183 仰臥位搖頸

仰臥位搖頸法操作較穩定，同時限制了頸部後伸運動的幅度，較為安全。適用於頸項疼痛僵硬、活動不利的治療。

二、搖肩

1. 托肘搖肩

患者坐位，肩部放鬆。操作者站於其患側，成弓箭步站立；一手按於肩關節後方，穩定肩部，另一手托起患者屈曲的肘關節，並使患者前臂擱置於自己前臂之上；然後帶動患者肩關節做

順時針方向與逆時針方向環
轉運動各 5～10 次（圖
184）。本法操作時，按肩
部的手可配合刺激肩部穴
位，以減輕環轉肩部引起的
疼痛。本法適用於肩關節疼
痛、抬舉不利、關節運動障
礙較嚴重者的治療。

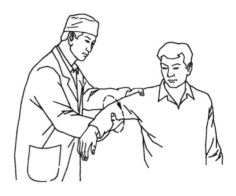

圖 184　托肘搖肩

2. 握手搖肩

患者體位同上。操作者亦以一手扶住其肩關節後上方，另一
手握住其手掌；然後帶
動患者肩關節做順時針
方向與逆時針方向的環
轉運動各 5～10 次（圖
185）。本法操作時，扶
肩關節的手可配合刺激
肩部穴位，以減輕運動
引起的疼痛。適應範圍
同「托肘搖肩」。

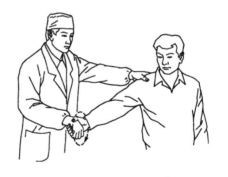

圖 185　握手搖肩

3. 掄搖肩關節

（以左肩關節為例）患者坐位，肩關節放鬆，自然下垂。操
作者以丁字步站於其側後方，以右手鬆握其腕背，左手手掌夾住

起其腕掌側，慢慢向上舉起（圖
186）。當上舉到 60°～120° 範圍
時，托腕的左手反掌握住患者腕
部，握腕的右手順勢向下滑移至
肩關節上方按住；兩手諧調用
力，右手按肩關節下壓，左手握
腕部上拉，使肩關節伸展，並繼
續將肩關節向上轉動（圖 187）；
當環轉至 240°～300° 範圍時，按
肩的右手順勢滑移至腕部並握
住，握腕的左手手指鬆開，以手

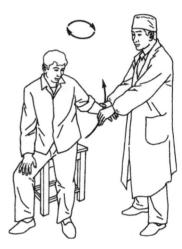

圖 186　掄搖肩關節(1)

掌夾住患者腕掌側，並繼續向下環轉（圖 188）。連續操作 3～5
次後，再做自前向後環搖。操作者站於其側前方，以左手鬆握其

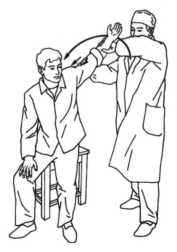

圖 187　掄搖肩關節(2)

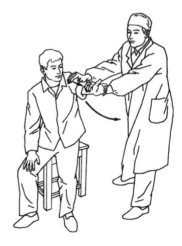

圖 188　掄搖肩關節(3)

腕背，右手掌面夾住其腕掌側，慢慢向前上方舉起（圖189）；當上舉到60°～120°範圍時，托腕的右手翻掌握住患者腕部，握腕的左手順勢向下滑移至肩部按住；兩手諧調用力，左手按肩關節下壓，右手握腕部上拉，使肩關節伸展，並繼續將肩關節向後轉動（圖190）；當環搖至240°～300°範圍時，按肩的左手順勢滑回腕

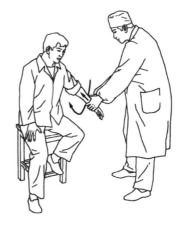

圖189　掄搖肩關節(4)

部並握住患者手腕，握腕的右手手指鬆開，以掌面夾住患者腕掌側，並繼續向前下環轉（圖191）。連續操作3～5次。本法適用於肩關節疼痛、關節活動功能障礙較輕患者。或經過推拿治療，肩關節活動功能明顯改善者。

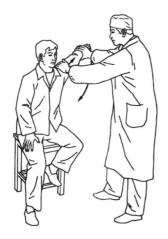

圖190　掄搖肩關節(5)

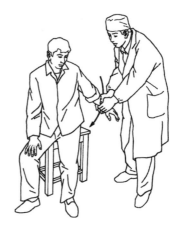

圖191　掄搖肩關節(6)

4. 臥位展筋搖肩

患者仰臥位。操作者以弓步站於其患側，一手按住患者三角肌部位，另一手握患者腕部，將患肢伸直上舉至病理限制位；然後將患肢在維持輕度縱向牽引力下，以操作者的腰胯運動帶動患者肩關節做小幅

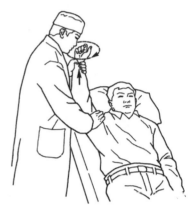

圖 192　臥位展筋搖肩

度環轉運動（圖 192）。環轉速度掌握在每分鐘 30～40 次，順時針方向、逆時針方向各做 5～10 次。本法適用於肩關節周圍炎粘連期的治療。

5. 臥位點揉搖肩

患者仰臥位。操作者以弓步站於患側，用一手握住患者肘部將肩關節前屈至 90°，另一手伸入肩胛骨下方，直到用手指觸及肩胛骨內側緣斜方肌、提肩胛肌、菱形肌附著

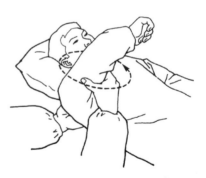

圖 193　臥位點揉搖肩

處；邊以指端點揉肩胛骨內側緣，邊帶動肩關節做順時針方向和逆時針方向環轉搖動各 10 次；然後用指尖扣住肩胛骨內側緣，與握患者肘部的手一同用力，將整個肩部向外側拉伸至極限，再逐漸放鬆（圖 193）。本法適用於肩周炎黏連期治療。

三、搖肘

患者仰臥位。操作者以弓步站於患側，一手抓住其肘部，另一手抓住其腕部，做相對拔伸；然後在伸肘、輕度拔伸狀態下利用操作者的軀體運動，帶動肘關節做小幅度環轉運動，順時針、逆時針方

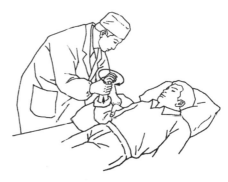

圖 194　搖肘

向各 10 次；再在屈肘、輕度拔伸狀態下，帶動肘關節做環轉運動（圖 194）。本法適用於肘關節疼痛、活動受限的治療。

四、搖腕

患者坐或仰臥位。操作者以一手握住患者前臂下端，另一手五指與患者手指相叉，做相對拔伸；然後在伸腕、輕度拔伸狀態下帶動腕關節做小幅度環轉運動，再在屈腕、輕

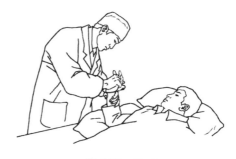

圖 195　搖腕

度拔伸狀態下，帶動腕關節做小幅度環轉運動（圖 195）。本法適用於腕關節疼痛無力、活動障礙的治療。

五、搖指

患者坐位。操作者以一手握住患者手掌，另一手屈曲的食、中指夾住患者手指，做相對拔伸；然後在維持拔伸狀態下環搖掌指、指骨間關節（圖 196）。本法適用於指骨間和掌指關節疼痛腫脹、活動障礙的治療。

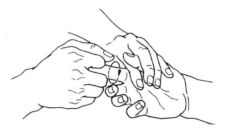

圖 196　搖指

六、搖腰

1.坐位搖腰

患者坐位，腰部放鬆，略彎腰。操作者一手按住患者腰部，另一手扶持對側肩部，兩手諧調，使腰部緩緩搖轉。順時針與逆時針方向各做 5～10 次。本法適用於腰背痠痛、僵硬、活動不利的治療（圖 197）。

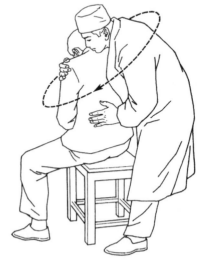

圖 197　坐位搖腰

2.臥位搖腰

患者仰臥位，屈膝屈髖。操作者以一手按於患者併攏的兩膝部，另一手托住兩小腿下端；然後帶動患者兩下肢做環轉搖動，使患者骨盆與腰椎間亦產生環轉運動。順時針方向與逆時針方向各搖5～10次（圖198）。本法適應症同「坐位搖腰」。

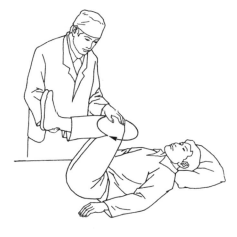

圖 198　臥位搖腰

七、搖髖

操作方式與臥位搖腰法相似，但僅環搖一側下肢。由於一側下肢伸直，腰椎處於穩定狀態，故環轉運動局限於髖關節和骶髂關節（圖 199）。本法適用於髖股疼痛、活動不利的治療。

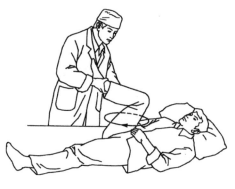

圖 199　搖髖

八、搖膝

患者仰臥位，膝關節半屈曲。操作者一手扶持其膝部，另一手握住其小腿下端；兩手諧調，使膝關節做環轉搖動，並邊搖邊慢慢將膝關節伸直（圖 200）。本法適用於膝關節半月板破裂交鎖狀態的治療。

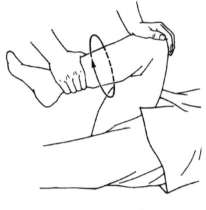

圖 200　搖膝

九、搖踝

患者仰臥位，下肢伸直。操作者一手托起其足跟，另一手握住其足前部；做縱向拔伸片刻；然後在維持輕度拔伸力下帶動踝關節做環轉搖動（圖 201）。本法適用於踝關節扭傷、活動不利的治療。

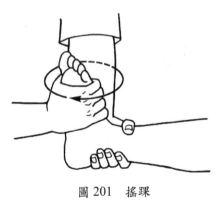

圖 201　搖踝

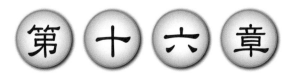

推扳類手法

所謂推扳類手法是指利用一對作用方向相反的力,使病變關節向某一特定方向做強制性運動,並突破該關節的病理或生理限制位,以達到分離黏連、正骨復位的目的的操作(圖202)。由

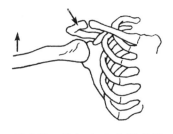

圖 202　推扳類手法模式圖

於這一類操作通常採用推或(和)扳兩種動作所完成,故稱之為推扳類手法。

一、扳頸

1.前屈展筋扳頸

患者仰臥位。操作者站於其頭端,兩前臂十字交叉,托起患者枕部,兩手則按住患者對側肩部,組成一對省力槓桿;然後前臂抬起,帶動患者頸椎緩緩前屈至極限位後復原,反覆屈伸 3～5次(圖203)。本法能伸展痙攣的

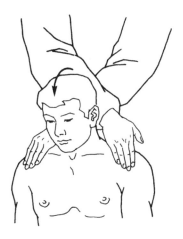

圖 203　前屈展筋扳頸

項後肌群與韌帶，擴大頸椎後關節間隙，適用於頸項僵硬、前屈不利者的治療。

2. 側屈展筋扳頸

患者坐位。操作者站於其偏後側，以一手抱住患者頭部並使之靠於胸前，另一手按住對側肩部，兩手協同用力，緩緩將患者頸椎側屈至極限位後再復原，反覆操作3～5次（圖204）。本法能伸展痙攣的對側頸肌和攣縮的韌帶，並使對側鉤椎關節分離，適用於頸項疼痛僵硬、屈伸不利的治療。

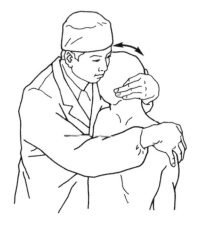

圖 204　側屈展筋扳頸

3. 頸椎側屈推扳法

患者坐位。操作者以一手拇指抵住偏凸的頸椎棘突，另一手按住患者對側顳部，使其在略屈頸狀態下側屈至彈性限制位；然後兩手諧調用力，一手頂推頸椎棘突，另一手做一突發、有控制的側向扳動，並擴大頸椎側屈幅度 3°～5°，利用頸椎側屈時伴生的旋轉運動，使頸椎旋向對側而復位（圖205）。本法適用於中、下頸椎錯縫的整復。

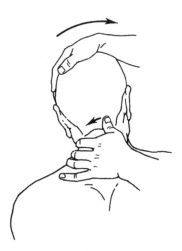

圖 205　頸椎側屈推扳法

4. 臥位頸椎側屈推扳法

患者俯臥位，頭旋向樞椎棘突偏凸側。操作者站於其前面，以一手按住患者顧部固定之，另一手拇指按壓樞椎棘突的上面，餘四指提扣頸 2 及以下頸椎棘突的下面；然後上提頸椎使之向下側屈至彈性限制位，隨後做一突

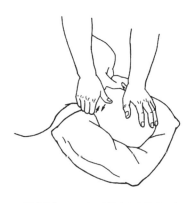

圖 206　臥位頸椎側屈推扳法

發、有控制的上提動作，並擴大頸椎側屈幅度 3°～5°，同時拇指向下頂推，四指向上扳扣，使頸椎復位（圖 206）。本法適用於環樞椎錯縫整復，也可用於頸 4 以上的椎骨錯縫復位。

5. 臥位頸椎側屈牽引扳法

患者仰臥位。操作者站於其頭端，兩手虎口分開，拇指向上，扣住患者下頜骨；餘手指向下，環抱患者枕部，做頸椎縱向牽引片刻。然後在維持輕度牽引力下將頸椎向其棘突偏凸側側屈至彈性限制位；側屈時注意保持患者頭部冠狀面處於水平位置，

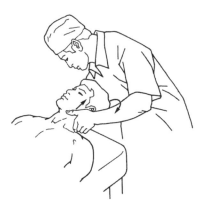

圖 207　臥位頸椎側屈牽引扳法

再做一突發而有控制的動作，微屈頸椎 5°～10°，使錯縫關節受到震動而復位（圖 207）。本法適用於下頸椎椎骨錯縫的整復。

6.坐位斜扳法

患者坐位，微屈頸，放鬆頸部肌肉。操作者以一手托患者下頜，另一手托患者枕部，使頭頸向旋轉運動受限側旋轉至彈性限制位，然後做一突發、有控制扳動，並擴大旋轉幅度 3°～5°（圖 208）。本法可充分伸展斜方肌上部及胸鎖乳突肌，整復上頸椎錯縫。但由於操作時定位性差，對下頸椎錯縫有造成頸部損傷的可能性。

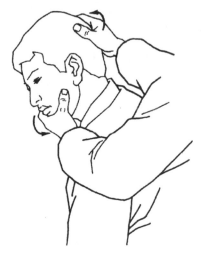

圖 208　坐位斜扳法

7.仰臥位頸椎斜扳法

患者仰臥位。操作者以雙手環托患者下頜及顳枕部，在保持頸椎輕度前屈位下將頭向後上方牽引片刻；然後在維持牽引力下將患者頭部旋轉向棘突偏凸側，至彈性限制位後再

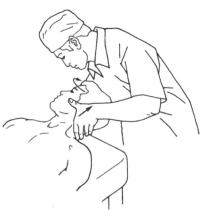

圖 209　仰臥位頸椎斜扳法

做一突發、有控制扳動，並擴大旋轉幅度 3°～5°，即可復位（圖 209）。本法適用於中、上頸段椎骨錯縫的整複。

8. 仰臥位頸椎側屈旋轉扳法

患者仰臥位。操作者雙手抱住其下頜及顳枕部向後上牽拉，在牽引狀態下將患者頸椎側屈及使頭部向對側旋轉約 45°，至彈性限制位後，做一突發、有控制動作，將頭部自上而下扳抖，使頸椎復位（圖 210）。本法適用於頸椎錯縫伴頸椎生理前凸平直患者的整復，但對頸椎生理前凸增加的患者有引起椎動脈損傷的可能，應慎用。

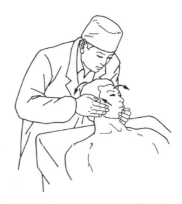

圖 210　仰臥位側屈旋轉扳法

9. 頸椎坐位搖扳法

患者坐位，兩下肢前伸，略彎腰弓背屈頸，使豎脊肌完全放鬆。操作者一手托住患者下頜、面頰，另一手拇指頂推偏凸的棘突。然後使患者頭頸做小幅度環搖動作，並不斷調整頸椎屈伸幅度，直至找到恰當的位置。此時操作者拇指感到項肌放鬆，另一

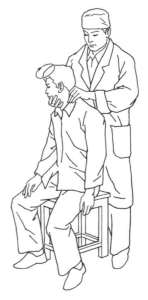

圖 211　頸椎坐位搖扳法

手搖頸時亦無阻力；再在搖頸基礎上將頸推向棘突偏凸側扳動，突破彈性限制位 3°～6°，即可復位（圖 211）。本法適用於中、

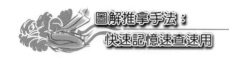

上頸椎錯縫的整復。

10. 旋轉定位扳法

患者坐位。操作者以一手屈曲的肘部托住患者下頜，手指托住枕部，另一手拇指頂推偏凸的頸椎棘突；令患者逐漸屈頸，至拇指感覺偏凸棘突之上間隙開始分離，即維持該屈頸幅度；然後操作者將患者頭部向上牽拉片刻，以克服頸肌反射性收縮，再逐漸將頸部向棘突偏凸旋轉側旋轉至彈性限制位，做一突發有控制的扳動，並擴大旋轉幅度 3°～5°，同時拇指用力頂推棘突，使頸椎復位（圖 212、圖 213）。本法適用於全頸椎椎骨錯縫。

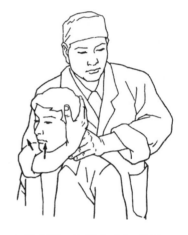

圖 212　旋轉定位扳前視

11. 俯臥位牽引旋轉扳法

患者俯臥位，頭頸伸出床沿。助手兩手按住其雙肩及頸根部，使錯位節段以下頸椎保持穩定。操作者坐於患者頭前，兩手十指相扣，肘關節屈曲，以雙手

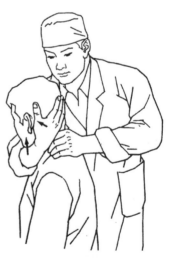

圖 213　旋轉定位扳側視

及前臂環抱患者頭部；囑患者放鬆，在頸輕度前屈位下牽伸患者頸椎片刻，待患者反射性肌痙攣消除後，先將頭頸向棘突偏凸側旋轉至彈性限制位，做一突發而輕巧扳動，擴大旋轉幅度3°~5°，隨即放鬆；再將頸椎反向旋

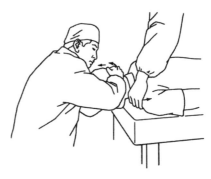

圖 214　俯臥位牽引旋轉扳法

轉至彈性限制位，做一突發而輕巧扳動，即可復位（圖 214）。本法適用於所有頸椎椎骨錯縫的整復。

〔附〕揉法與頸項扳法配合操作

患者坐位。操作者先以揉法在患者頸項及肩背部操作，揉患者左側頸項肩背時宜用右手，而揉右側時則採用左手，以方便操作。在頸項肩背部充分使用揉法，患者局部疼痛及肌緊張均得到了緩解，再配合頸項扳法。操作者一手扶持患者額部，另一手繼續在頸項部操作；當揉到枕下部位時，扶額部的手使患者屈頸至疼痛限制位，並做一突發、有控制扳動，擴大前屈幅度 3°~5°（圖 215）；當揉到頸根部時，扶額部的手使患者頸部後伸

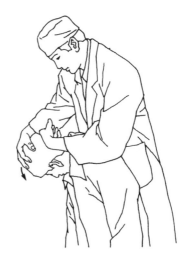

圖 215　揉法配合前屈扳頸

至疼痛限制位並做一突發、有控制
扳動，擴大後伸幅度 3°～5°（圖
216）；當㨰左側頸肩部時，扶額部
的手使患者頸部向左旋轉至疼痛限
制位，並做一突發、有控制扳動，
擴大左旋幅度 3°～5°（圖 217）；當
㨰右側頸肩部時，扶額部的手使患者
頸部向右旋轉至疼痛限制位，並做一
突發、有控制的扳動，擴大右旋幅度

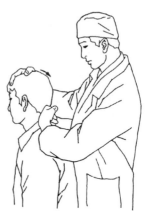

圖 216　㨰法配合後伸扳頸

3°～5°。以上操作方式，各重複2～3次。隨後操作者以一手扶持患者額部，用與患側同側的手在頸外側施以㨰法，逐漸將患者頸部向對側側屈至疼痛限制位，並做一突發、有控制的扳動，擴大側屈幅度 3°～5°，重複以上操作 2～3 次。再在對側做相同操作（圖218）。本法適用於落枕、頸椎病、頸部軟組織勞損等病症的治療。

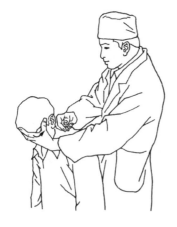

圖 217　㨰法配合旋轉扳頸

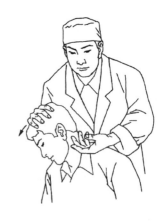

圖 218　㨰法配合側屈扳頸

二、扳肩

1. 前舉扳肩

患者坐位。操作者半蹲於其側前方，將患者伸直的上肢擱置於自己肩上，兩手手指交叉後按住患者肩部；然後下肢逐漸伸直，把患者肩關節上舉至彈性限制位，再做一突發、有控制扳動，

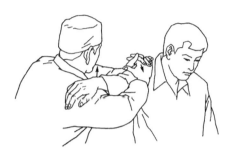

圖 219　前舉扳肩

擴大上舉幅度 3°～5°，隨即放鬆。重複操作 3～5 次（圖 219）。本法適用於肩關節周圍炎黏連期上舉活動障礙的治療。

2. 外展扳肩

操作方式基本同上舉扳肩，但操作者站於患者外側，將肩關節外展扳舉（圖 220）。本法適用於肩周炎黏連期外展運動障礙的治療。

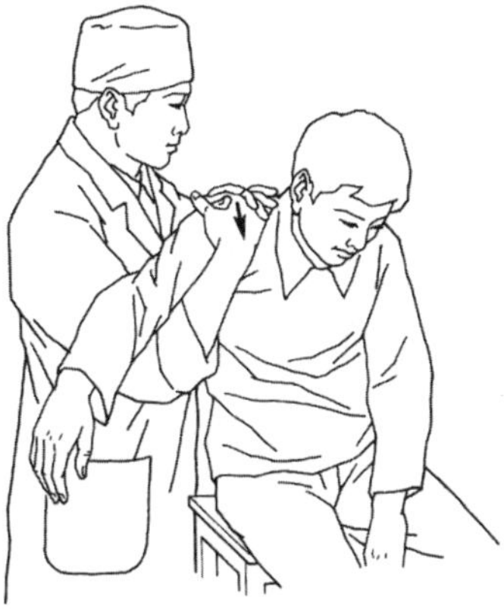

3. 內收扳肩

圖 220　外展扳肩

患者坐位，患側的手放於胸前。操作者站於其身後，以胸部緊靠其背，穩定軀幹；以與患肩對側的手從其對側肩上伸過，握住患腕；與患肩同側的手則從患肩外側伸過，胳膊包繞肩部，用手

托住患肘；然後兩手協同，握腕的手向後拉，托肘的手向內側推，至內收限制位後，做一突發、有控制的扳動，擴大內收幅度3°～5°，隨即放鬆。重複操作 3～5 次（圖221）。本法適用於肩周炎黏連期內收運動障礙的治療。

4. 後彎扳肩

患者坐位。操作者站於其側後方，一手按於患肩，穩定關節，另一手握住患腕，並逐漸將其肩關節後伸內旋屈肘至極限位，手背緊貼背部；然後做一突發、有控制的扳動，使患手沿背脊向上滑移半個棘突高度，隨即迅速放鬆（圖 222），重複操作 3～5 次。本法適用於肩周炎黏連期後彎（摸背）運動障礙的治療。

5. 旋轉扳肩

患者坐位。操作者站於其側後方，以一足踏於凳上，膝蓋頂住腋窩；一手按於患肩，穩定關

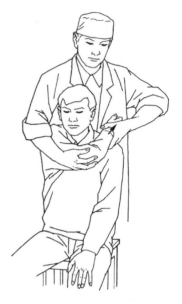

圖 221　內收扳肩

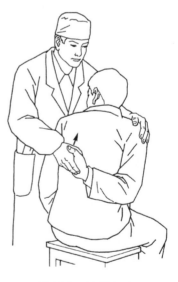

圖 222　後彎扳肩

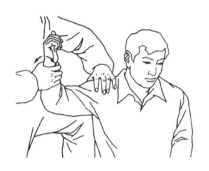

節，另一手握住患肢前臂上
端，慢慢將肩關節外展至 90°
（或外展至限制位）；然後將
肩關節逐漸外旋至極限位，做
一突發、有控制運動，擴大外
旋幅度 3°～5°，隨即放鬆（圖
223）；再逐漸將肩關節內旋
至極限位，做一突發、有控制

圖 223　旋轉扳肩

扳動，擴大內旋幅度 3°～5°，隨即放鬆。重複操作 3～5 次。本法
適用於肩周炎黏連期旋轉運動障礙的治療。

〔附〕 㨰法與肩關節扳法配合操作

1. 坐位操作

患者坐位。操作者先在患側
肩頸背部做㨰法操作，待該部位
經過充分㨰法刺激，局部疼痛和
肌緊張已得到初步的緩解，再配
合肩關節各方向的扳法。操作者
先以與患側同側的手繼續在肩前

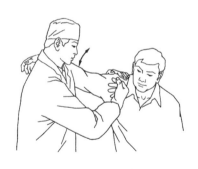

圖 224　㨰法配合外展扳肩

部進行法刺激，另一手從患肩腋下穿過，自肩後方按住肩關節，
使之穩定；邊㨰邊將患肢外展至疼痛限制位，並做一突發、有控
制扳動，擴大外展幅度 3°～5°，隨即放鬆（圖 224），重複以上操
作 3～5 遍。接著操作者交換雙手，以與患側對側的手在肩後部繼

續進行滾法刺激，另一手從患肩腋下穿過，自肩前方按住肩關節，使之穩定；邊滾邊將患肢前舉至疼痛限制位，並做一突發、有控制扳動，擴大前舉幅度 3°～5°，隨即放鬆（圖 225），重複以上操作 3～5 遍。隨後操作者站於患者背後，以與患肩對側的膝部頂住患者後背，對側手則從患者對側肩上伸過，握住患者放在胸前之患手並向後拉至疼痛限制位，與患者同側之手則繼續在患肩外側進行滾法刺激，邊滾邊配合突發、有控制的內收扳動，超過內收限制位 3°～5°，隨即放鬆（圖 226），重複以上操作 3～5 次。再以一側膝蓋頂入患肩腋下，足尖則踏於凳沿上，使患肩處於外展位置，肘部

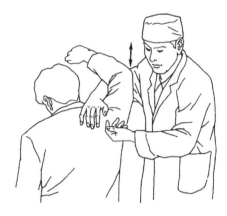

圖 225　滾法配合前屈扳肩

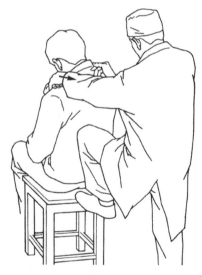

圖 226　滾法配合內收扳肩

屈曲，用一手握住其上臂下端，另一手在肩前部進行滾法操作，邊滾邊將肩關節外旋至疼痛限制位，並做一突發、輕巧的扳動，

擴大外旋幅度3°～5°，隨即放鬆（圖227），重複以上操作 3～5 次。交換一下左右手，以原握臂的手在肩後方進行搖法操作，原搖法操作的手則握住上臂下端，邊搖邊將肩關節內旋至疼痛極限位，並做一突發、輕巧的扳動，擴大內旋幅度3°～5°，隨即放鬆，重複以上操作 3～5 次。最後做搖法與後彎扳肩的配合，操作者以一手握患手使其肩關節後伸、內旋，肘關節屈曲，手背沿脊背上移至疼痛限制位，另一手繼續在肩關節前方進行按法刺激，邊搖邊配合後彎扳動，做一突發、輕巧的扳動，使患者手背緊貼後背向上移動半個棘突高度，隨即放鬆（圖228），重複以上操作 3～5 次。

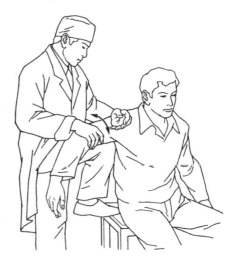

圖 227　搖法配合旋轉扳肩

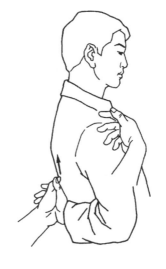

圖 228　搖法配合後彎扳肩

2.臥位操作

患者仰臥位。操作者站於患側，一手繼續在肩前部施以㨰法操作，另一手托起患者上臂下端，使其肩關節外展，並將其肘部靠於操作者腰部；邊㨰邊用軀體運動將肩關節外展至疼痛限制位，做一突發、有控制扳動，擴大外展幅度 3°～5°，隨即放鬆，重複以上操作 3～5 次（圖 229）。

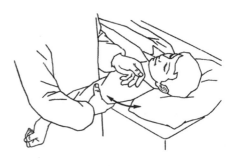

圖 229　㨰法配合外展扳肩

接著令患者側臥位，操作者站於其前面，一手繼續在肩關節後方進行㨰法刺激，另一手托住上臂下端，並將其肘部靠於操作者腰部，邊㨰邊用軀體運動將患者肩關節前舉至疼痛限制位，並做一突發、有控制的扳動，擴大肩關節前舉幅度 3°～5°，隨即放鬆，重複以上操作 3～5 次（圖230）。然後令患者屈肘，一手托住患者肘後，另一手繼續在肩關節外側施以㨰法，邊㨰邊將肩關節內收至疼痛

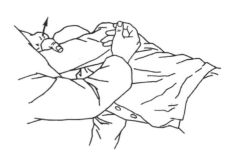

圖 230　㨰法配合前屈扳肩

限制位，並做一突發、有控制扳動，擴大內收幅度 3°～5°，隨即

放鬆（圖 231），重複以上操作 3～5 次。再以一手握住患者上臂下端，使其肩關節外展，另一手繼續在腋窩處施以法，邊邊將肩關節外展至疼痛限制位，做一突發、有控制的扳動，擴大外展幅度 3°～5°，隨即放鬆（圖 232），重複以上操作 3～5 次。隨後令患者仰臥位。操作者站於其頭側，以一手在肩關節前方施以撥法，另一手握住其上臂下端逐漸上舉至疼痛限制位，做一突發、輕巧扳動，擴大前舉幅度 3°～5°，隨即放鬆，重複以上操作 3～5 次（圖 233）。患者體位不變，操作者站於患側，以一手在肩關節前方施以法，另一手握住其前臂下端，將其屈肘，肩關節外展；邊撥邊將肩關節外旋至疼痛限制位，做一突發、輕巧扳動，擴大外旋

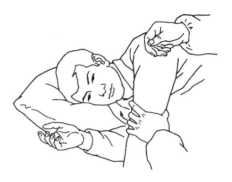

圖 231　撥法配合內收扳肩

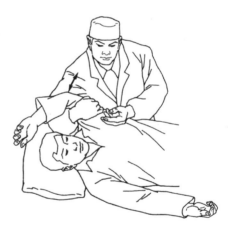

圖 232　撥腋下配合扳肩

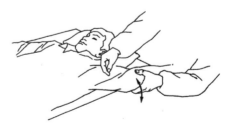

圖 233　撥法配合前屈扳肩

幅度 3°～5°，隨即放鬆，
重複以上操作 3～5 次（圖
234）。最後令患者側臥
位，操作者一手握住患者
腕部將其肩關節後伸、內
旋，肘關節屈曲，另一手
繼續在肩前方施法，邊將
其患者手沿脊背後上拉至

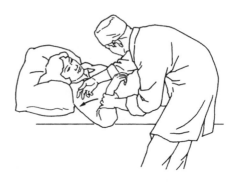

圖 234　滾法配合外旋扳肩

疼痛限制位，做一突發、有控制扳動，提高摸背高度半個棘突。
隨即放鬆。重複以上操作 3～5 次。

三、扳肘

1.屈曲扳肘

患者仰臥位。操作
者以一手托患肘後方，
另一手握住前臂下端，
逐漸將肘關節屈曲至疼
痛限制位，然後做一突
發、有控制扳動，擴大
肘屈曲幅度 3°～5°（圖
235）。本法可緊張肘關

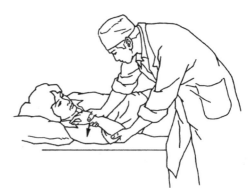

圖 235　屈曲扳肘

節囊後壁，擠破肘關節血腫，使之流入肱三頭肌間隙，以利吸
收。適用於肘關節血腫、肘關節屈曲功能障礙治療。

2. 橈骨頭半脫位復位法

令家長抱住患兒。操作者以一手掌托患肘後部，拇指放於橈骨頭上部，其餘四指置肘內側，另一手握患兒前臂下端，兩手做對抗拔伸，並逐漸將患兒前臂旋後運動，然後兩手配合，一邊急速屈曲患肘，一邊將一手拇指向前頂推橈骨頭，即可聽到彈響聲，表示已復位（圖236、圖237）。若上法未能成功，操作者可在輕度牽引下將前臂旋後，另一手拇指則同時向前頂推橈骨頭，兩手協調，將肘關節伸直，並將前臂向近端擠壓，即可聽到彈響聲，表示復位（圖238）。

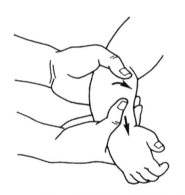

圖236　橈骨頭半脫位復位法(1)

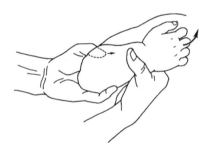

圖237　橈骨頭半脫位復位法(2)

3. 伸肘旋前扳

操作者以一手掌托肘後部，拇指按壓於肘橈側壓痛點，餘四指側置於肘尺側，另一手握住前臂下端；然後做一

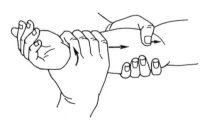

圖238　橈骨頭半脫位復位法(3)

快速的大幅度扳動，托肘的手前推，推臂的手後扳並使前臂旋前，將肘關節過伸（圖239、圖240）。本法能牽伸橈側腕伸肌，分離黏連，適用於肱骨外上髁炎的治療。

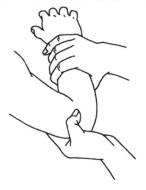 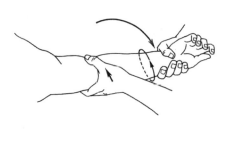

圖239　伸肘旋前扳(1)　　　　圖240　伸肘旋前扳(2)

四、扳胸

1. 按背扳肩法

患者俯臥位。操作者站於胸椎棘突偏凸側，以靠近患者頭端的掌後豌豆骨抵住偏凸的棘突，另一手抓住對側肩部向後扳，使胸椎後伸扭轉至極限位；然後兩手諧調用力，做一突發、有控制的扳動，擴大扭轉幅度 3°～5°，並向患者前上方推壓棘突，即可聽到復位聲。本法適用於胸8以上節段胸椎後關節錯位及肋椎關節錯位的復位（圖241）。

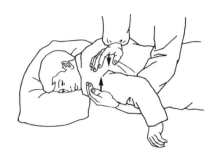

圖241　按背扳肩法

2. 按背扳骨盆法

患者體位同上法。操作者以靠近患者頭端的手掌後豌豆骨抵住偏凸的棘突，另一手抓住對側髂前上棘部位向後扳，使脊柱後伸扭轉至極限位；然後兩手諧調用力，做一突發

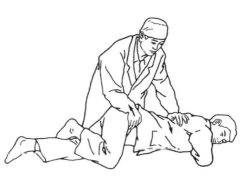

圖 242　按背扳骨盆法

的扳動，擴大扭轉幅度 3°～5°，並向患者前上方推壓棘突，即可復位。本法適用於胸 6 以下節段的胸椎後關節及肋椎關節錯位（圖 242）。

3. 旋轉定位扳法

患者以騎馬式跨坐於治療床上，健側手靠於胸前，操作者站於其側後方，一手以拇指頂推偏凸的棘突，另一手從患側腋下穿過，再以前臂按壓其頸後，手推壓其對側肩部，使患者彎腰至病變節段棘間隙張開再扭轉脊柱至彈性限制位，做一突發、有控制扳動，擴大扭轉幅度 3°～5°，同

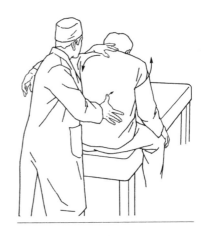

圖 243　旋轉定位扳法

時拇指用力向斜上方頂推棘突，使之復位（圖 243）。本法適用

於胸 8 以下節段椎骨錯縫的整復。

4.雙人旋轉定位扳法

操作方式與上法相似，但兩人配合操作。患者坐於凳上。操作者操作方式與上法相同，助手以雙腿夾住患者對側的大腿，使骨盆固定，兩手分置患者兩肩前後方，待操作者將脊柱扭轉至極限位後，互相配合默契，協助操作者做一突發扭轉扳動，以求復位（圖244、圖245）。本法適用於體質強健，單人復位無法完成者的手法整復。

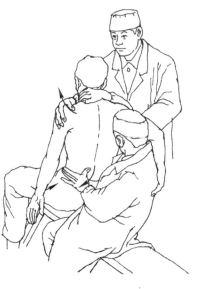

圖 244　雙人旋轉定位扳法(1)

5. 側屈扳法

患者側臥位，胸椎棘突偏凸側向上。操作者站於其面前，以一手托住頸根部使胸椎側屈，另一手掌根豌豆骨按壓偏凸的棘突並向患者前上方用力，以胸部緊靠患者肩部，使之穩定。當脊柱側屈至極限

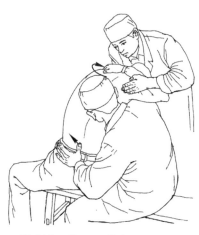

圖 245　雙人旋轉定位扳法(2)

後，做一突發、有控制的扳動，擴大脊柱側屈幅度3°～5°，並推壓胸椎棘突，使之復位（圖246）。本法適用於胸8以上節段椎骨錯縫的整復。

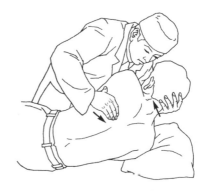

圖 246　側屈扳法

6.坐位推扳法

患者以騎馬勢坐於治療床上，兩腿分置兩側床緣處，使骨盆固定，雙手在胸前交叉抱緊。操作者站於其健側，一手經胸前抓住患者對側肩部，使脊柱向健側扭轉並略向上牽引，以鬆弛肋椎關節；另一手掌根豌豆骨抵住錯位肋骨角，做一突發、有控制的扳動，擴大旋

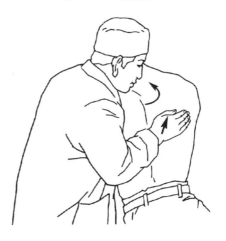

圖 247　坐位推扳法

轉幅度3°～5°，同時掌根向患者前外上方推壓，使肋骨復位（圖247）。本法適用於第8肋以上肋椎關節的整復。

五、扳腰

1.斜扳法

斜扳法是目前臨床上最常用的一種腰部扳法，並發展了多種

變法。最常用的操作方式是令
患者側臥位，患側在上。操作
者站於其面前，調整肩部與臀
部的位置，使脊柱的扭轉中心
正好落於病變腰椎節段；然後
以一手按住肩部向前推，另一
上肢肘部半屈，以肘尖和前臂
抵住臀部向後扳，將脊柱扭轉
至彈性限制位後，適時做一突
發、有控制的扳動，擴大扭轉
幅度 3°～5°。可聞到彈響聲，
表示關節面發生相對錯移，一
般 是 復 位 成 功 的 標 誌（圖
248）。斜扳法的著力位置也可
改在患者屈曲的膝部，以增加
扭距而省力（圖 249）；或一
手穿過屈曲膝關節後側而扳住
下側大腿（圖 250）。斜扳法
還可在患者背後操作，但改為
以肘部向後扳骨盆，以手向前
推肩部（圖 251）。斜扳法適
用於腰椎後關節紊亂、急性腰
扭傷、腰椎間盤突出症等病症
的治療。

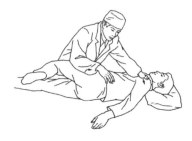

圖 248　斜扳法⑴

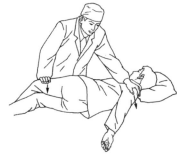

圖 249　斜扳法⑵

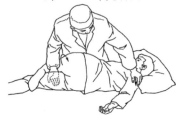

圖 250　斜扳法⑶

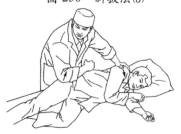

圖 251　斜扳法⑷

2.改良斜扳法

斜扳法的應用較為盲目，操作者常不能精確估計脊柱的扭轉中心，改良斜扳法就是針對這一問題而提出的。患者側臥位，患側向上。操作者站於其面前，以一手食、中指分觸錯位節段與上一節段的棘突間隙，另一手抓住患者下側肩部向前移動，使脊柱輕度屈曲。當手指觸及錯位節段上　棘突間隙發生扭動，而錯位節段下一棘突間尚無相對移動時，停止肩部移動，保持上身體位相對穩定。然後令患者雙臂在胸前交叉，抱住對側肩部。操作者用一手穩定患者肩部，另一食示中指觸摸錯位節段和下一節段的棘突間隙，令患者下側下肢輕度屈髖，使腰椎生理前凸轉變為略後突，擴大後關節間隙；屈髖的幅度以觸及錯位節段下一棘突間隙擴大而錯位節段上一棘突間隙保持不動為度。再令患者上側下肢屈膝屈髖，踝部擱置於下側下肢膝部；操作者觸摸棘突間隙手指改為用指端頂推偏凸棘突，肘部則扳壓患者臀部向患側扭轉至極限。此時，脊柱的扭轉中心恰好落於錯位節段水平，脊柱上下兩端槓桿（肩部與骨盆）上進一步增加的扭力，均可導致應力平衡破壞而產生復位移動。操作者適時做一突發、有控制的扳動，同時推扳肩部臀部，並用手指向下推壓棘突，即可復位（圖252）。斜扳法操作時，推扳動作與患者呼吸配合是有利的。可

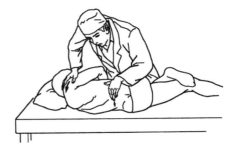

圖252　改良斜扳法

令患者深呼吸，乘呼氣末身體鬆弛時，做突發扳動。若患者肌肉發達，推扳力量不足以使其復位時，以下方法可增加扭距，提高復位成功率：①準備動作完成之後，操作者將推肩部的手從患者上側上肢的腋下穿過，以肘部抵住肩前方前推，食、中指協助另一手的食、中指頂推偏凸的棘突（圖 253）。②患者側臥位及脊柱扭轉的方向與以上手法相反，即向患側側臥位，而操作者兩手手指改為從下而上鉤頂偏凸的棘突（圖 254）。有時患者因向患側旋轉而引起疼痛劇烈而操作困難時，可考慮向健側旋轉復位而用本法。改良斜扳法適用於全腰段椎骨錯縫的整複及腰椎間盤突出症的治療。

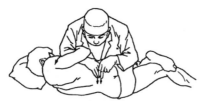

圖 253　雙指推棘

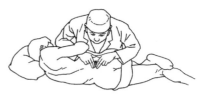

圖 254　雙指勾頂

3. 旋轉定位扳法

患者以騎馬式坐於治療床上，兩腿跨於床緣，使骨盆有效固定；兩手手指相扣後抱住枕部，使脊柱上端槓桿組成一體。操作者站於其患側後方，一手拇指抵住偏凸的棘突，另一手從患側腋下穿過，經胸前抱住對側肩部，使患者彎腰扭轉；彎腰的幅度視錯位的節段而定，腰 1 錯位一般不彎腰，腰 2、腰 3 錯位則略彎腰，腰 4、腰 5 錯位要求彎腰幅度大些。當脊柱扭轉至極限位後，

適時做一突發扳動，擴大扭轉幅度 3°～5°，即可復位（圖255）。本法適用於腰椎錯縫、腰椎間盤突出症的治療。

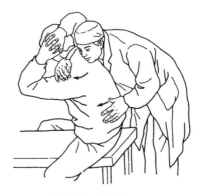

圖 255　旋轉定位扳

4.按腰扳腿法

患者俯臥位。操作者站於腰椎棘突偏凸側，一手掌根豌豆骨按抵偏凸的棘突，另一手托住對側大腿下端向上扳到彈性限制位，然後適時做一突發、有控制的扳動，擴大脊柱後伸幅度 3°～5°，同時推壓棘突，即可復位（圖256）。本法適用於腰4、腰5椎骨錯縫及腰椎間盤突出症的治療。

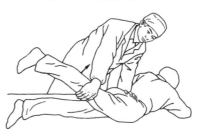

圖 256　按腰扳腿法

5.後伸扳腰法

患者俯臥法。操作者脫去鞋子，蹲跨於患者腰部，臀部輕輕觸及腰部，以限制脊柱運動；兩手抱住患者兩大腿向上

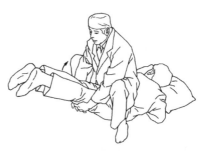

圖 257　後伸扳腰法⑴

扳至極限位，做一突發、有控制扳動，擴大後伸幅度 3°～5°，隨即放鬆，重複操作 3～5 次（圖257）。本法也可改為一膝跪抵腰

部，雙手握住踝部扳動（圖258）。後伸扳腰法適用於腰椎間盤突出症的治療。

〔附〕揉法與後伸扳腰配合操作

操作者先以揉法在腰臀兩側予以充分刺激，以緩解疼痛，放鬆腰部肌肉；然後操作者一手繼續在腰部進行揉法操作，另一手托起一側大腿下端，邊揉邊後伸大腿至彈性限制位，並做一突發、有控制扳動，擴大大腿後伸幅度 3～5°，隨即放鬆（圖 259），重複以上動作3～5次；另一側腰部亦如此操作。本法廣泛適用於各種腰腿痛的治療。

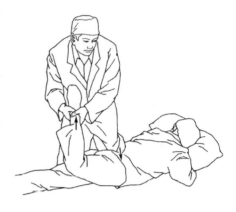

圖 258　後伸扳腰法(2)

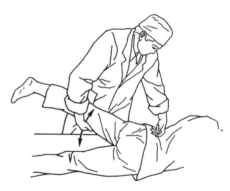

圖 259　揉法配合後伸扳腰

六、扳骶髂關節

1.骶髂關節斜扳法

患者側臥位，患側向上，下側下肢伸直，略屈髖，上側下肢屈膝屈髖。操作者以一手推肩部，使之靠於治療床；另一手按患

者膝部外側向後下方用力；
當脊柱扭轉至彈性限制位
後，做一突發扳動，將患者
膝部向後下方扳壓，以擴大
骶髂關節間隙，使之在周圍
韌帶彈性力和膕繩肌張力作
用下，自行復位。本法適用
於骶髂關節向前半脫位（髂
後上棘上移、低陷者）的復
位（圖260）。

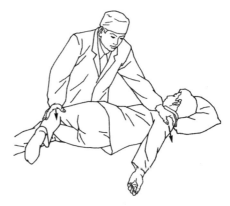

圖260　骶髂關節斜扳法

2.改良斜扳法

患者體位同上，上側的
手抓住床沿。操作者握住患
者下側手臂向斜上方牽拉，
以防止腰椎過度扭曲（圖
261）。然後令患者鬆手，
兩手相抱，抓住對側肩部，
下側下肢略屈髖，使腰椎生
理弧度變為平直；上側下肢

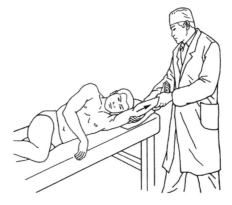

圖261　改良斜扳法預備姿勢

屈膝屈髖。足跟擱置於下側下肢膝部，骨盆與床面垂直。操作者
以一手按患者肩部前推，另一手掌根豌豆骨按於髂後上棘後扳，
令患者深吸氣後徐徐呼出，在呼氣過程中將脊柱扭轉。一般經
2～3次呼氣過程後，即可將脊柱扭轉至彈性限制位。在下一次呼

氣過程中，按肩部的手穩住軀幹上部不動，按髂後下棘的手做一突發的扳動，用力方向指向患肢股骨縱軸，即可復位（圖 262）。本法適用於骶髂關節向後半脫位（髂後上棘下移，後凸）的整復。若整復骶髂關節向前半脫位（髂後上棘上移，低陷），則患者患肢應伸膝屈髖，以利用膕繩肌的槓桿力來幫助復位；扳壓部位改為坐骨結節處，用力方向指向

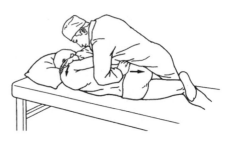

圖 262　改良斜扳法(1)

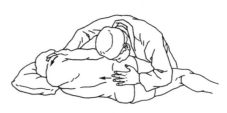

圖 263　改良斜扳法(2)

患者下頷與下側肩關節連線的中點；在扳動過程中，操作者可以用自己的大腿移動患者屈髖的大腿，以緊張膕繩肌（圖 263），增加復位動力。

3. 直腿抬高扳法

患者仰臥位。操作者一手握住患肢足跟，另一手按住膝部，將患肢屈膝屈髖，大腿盡量靠近胸腹部（圖 264）；然後囑患者咳嗽，待患者咳出，肌肉鬆弛時，迅速在屈髖狀態下將膝關節伸直（圖265）。本法適用於

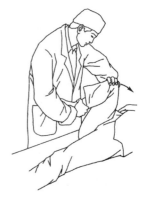

圖 264　直腿抬高扳法(1)

腰椎間盤突出症的治療，亦可整復骶髂關節半脫位。整復骶髂關節半脫位時，若根據半脫位方向而調整髖關節旋轉角度則成功率更高。骶髂關節向前半脫位者，屈膝屈髖時將髖關節外旋（膝部旋向外側，足部旋向內側，圖266），然後迅速伸直膝關節；骶髂關節向後半脫位者，屈膝屈髖時將髖關節內旋（膝部旋向內

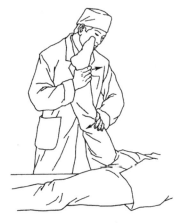

圖265　直腿抬高扳法(2)

側，足部旋向外側，圖267），然後迅速伸直膝關節。

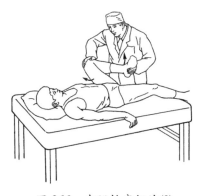

圖266　直腿抬高扳法(3)

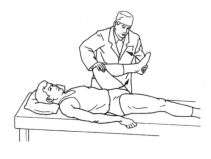

圖267　直腿抬高扳法(4)

4. 拽腿扳法

患者仰臥位，兩手抓住床沿。操作者站於其足端，雙手握住患肢踝部，將患肢抬高至45°，並略屈髖屈膝；然後囑患者咳嗽，

待患者咳出，肌肉鬆弛時，適時做一突發、有控制的動作，將患肢向後上方拽拉，使骶髂關節復位（圖 268）。本法適用於骶髂關節向後半脫位的整復。若患者為向前半脫位，亦可以本法整復，但患肢抬高角度為 10°（圖 269）。

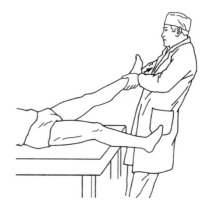

圖 268　拽腿扳法（後半脫位）

5. 坐位屈膝屈髖扳法

患兒坐於治療床端，患肢屈膝屈髖，足踏於床上，健肢自然下垂於床沿。操作者坐於其身後，用雙手抱住患兒屈曲的膝部往後上方扳到彈性限制位，做一突發、有控制扳動，使骶髂關節復位（圖 270）。本法適用於小兒骶髂關節錯縫的整復。

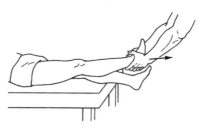

圖 269　拽腿扳法（前半脫位）

6. 按骶扳腿法

患者俯臥位。操作者站於健側，一手按住骶骨，另一手托住患肢大腿下端，先使其膝

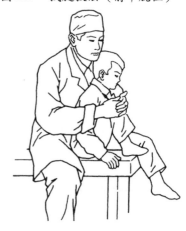

圖 270　坐位屈膝屈髖扳法

關節屈曲，再將其下肢後伸至彈性限制位，囑患者咳嗽，乘其咳出，肌肉鬆弛時，做一突發、有控制扳動，擴大下肢後伸幅度 3°～5°，即可使骶髂關節復位。本法適用於骶髂關節後脫位的整復（圖271）。

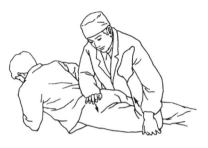

圖 271　按骶扳腿法

七、扳髖

1. 小兒髖關節錯縫復位手法

患兒仰臥位，操作者站於患側，以一手按髂前上棘，另一手握大腿下端，將患肢置外展位牽拉，並做輕度搖晃旋轉（圖272）。有時即可聽到復位聲響，兩下肢恢復等長。若上法復位未成功，操作者可一手握患兒踝部，另一手扶膝部，使之屈髖屈膝，並在髖關

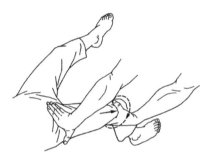

圖 272　小兒髖關節錯縫復位手法(1)

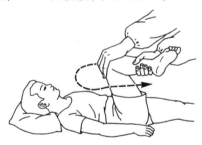

圖 273　小兒髖關節錯縫復位手法(2)

節內收位盡量下壓，將大腿與腹部相接觸。然後做一連續的動作，使髖外展、外旋，伸直下肢，整個動作軌跡如同「？」號。一般均可在運動過程中聽到復位聲，同時兩下肢恢復等長，說明復位成功。本法適用於小兒髖關節錯縫的整復（圖273）。

2. 成人髖關節錯縫復位手法

患者側臥位，患肢屈
曲在上，健肢伸直在下。
操作者站於其面前，腹部
抵住患膝下壓，雙手環握
大腿根部上提片刻，然後
將患肢外展、外旋、伸
直，術中常可聽「咯吱」

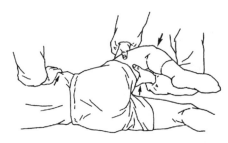

圖 274　成人髖關節錯縫復位手法

聲，表示已復位（圖 274）。若未獲成功，不可反覆操作，可隔
日再治。本法適用於成人髖關節錯縫的復位。

3.「4」字扳法

患者仰臥位，患肢屈髖
外旋外展屈膝，足跟擱置於
健肢膝部，成「4」字形。操
作者站於患側，一手按對側
髂前上棘處，另一手按於患
膝下壓，逐漸將髖關節外展
外旋至彈性限制位；然後做
一突發、有控制扳動，擴大
髖外展外旋幅度 3°～5°，隨
即放鬆，重複以上操作 3～5

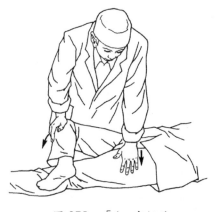

圖 275　「4」字扳法

次。本法適用於內收肌勞損、髖關節滑囊炎的治療（圖 275）。

〔附〕 㨰法與髖關節扳法配合操作

1. 㨰法配合髖內旋扳法

患者俯臥位，操作者先在臀部充分使用按法操作，然後一手繼續在梨狀肌體表部位進行法刺激，另一手握患肢踝部，使之屈膝後向外扳至疼痛限制位（髖內

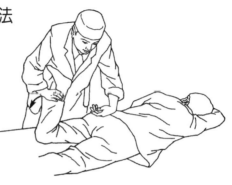

圖 276　法配合髖內旋扳法

旋），並做一突發、有控制的扳動，擴大內旋幅度 3°～5°，隨即放鬆，重複以上操作 3～5 次（圖 276）。本法適用於梨狀肌綜合症治療。

2. 㨰法配合「4」字扳

患者仰臥位，患肢足跟擱置於健膝部成「4」字形。操作者先在其腹股溝部、內收肌部位充分使用㨰法操作。然後一手繼續在腹股溝部、內收肌部位進行法刺激，另一手按患

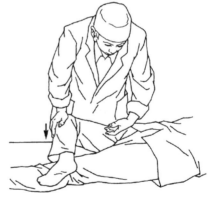

圖 277　法配合「4」字扳

膝下壓至疼痛限制位，做一突發、有控制的扳動，擴大髖外展外旋幅度 3°～5°，隨即放鬆，重複以上操作 3～5 次（圖 277）。本

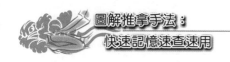

法適用於內收肌勞損、髖關節滑囊炎、腰三橫突綜合症的治療。

八、扳膝

1.屈膝扳法

患者仰臥位。操作者一手扶患肢膝部，另一手握踝部，逐漸將膝關節屈曲至疼痛限制位，然後做一突發、有控制扳動，擴大屈膝幅度 3°～5°。本法適用於髕上囊積液、膝關節周圍黏連症的治療（圖278）。

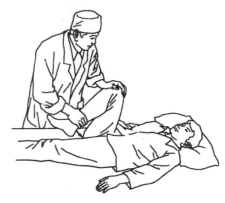

圖 278　屈膝扳法

2.伸膝扳法

患者體位與操作者姿勢同上法，將膝關節伸直至疼痛限制位後兩手諧調用力，一手下壓膝部，另一手上提踝部，並做一突發、有控制的扳動，擴大伸膝幅度 3°～5°。本法適用於膝關節周圍黏連症的治療（圖279）。

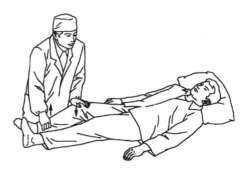

圖 279　伸膝扳法

3.屈膝推扳法

患者俯臥位，患膝屈曲成 90°，與床沿齊，雙手抓住前床沿。操作者俯身於其足端，將其足背搭在肩上，兩手握住小腿上端；先沿脛骨縱軸上提，下壓數次，再

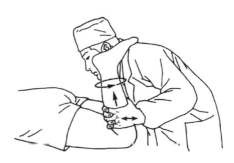

圖 280　屈膝推扳法

沿脛骨縱軸前推，後扳數次，並將小腿左右扳動數次；然後在沿股骨縱軸向遠端牽拉的同時，將小腿內旋——屈曲——外旋——伸直，再做外旋——屈曲——內旋——伸直。本法適用於膝關節紊亂症的治療（圖 280）。

〔附〕 㨰法配合膝關節扳法操作

患者仰臥位。操作者先在股四頭肌、膝關節周圍施以法操作，以緩解局部疼痛與肌肉緊張；然後操作者一手繼續在兩膝眼處予以法刺激，另一手握住踝部，邊㨰邊將膝關節屈曲至疼痛限制位，並做一突發、有控制的扳動，擴大屈曲幅度 3°～5°，然後放鬆；重複以上操作 3～5 次（圖 281）。然後令患者俯臥位，膝下墊以軟枕，一手在膕窩部施㨰法刺激，另一手握住踝部

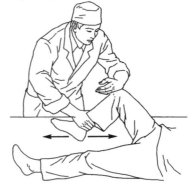

圖 281　法配合屈膝扳

逐漸伸膝至疼痛限制位，再做突發扳膝動作，擴大伸膝幅度 3°～5°，隨即放鬆。重複以上操作3～5 次（圖 282）。本法適用於膝關節疼痛、積液、屈伸不利的治療。

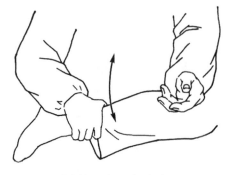

圖 282　法配合伸膝扳

九、扳足踝

1. 扳踝關節

患者仰臥位。操作者站於其足端，一手托住其足跟，另一手握住足趾部，兩手諧調，先將踝關節逐漸背伸至疼痛限制位，隨即做一突發有控制扳動，擴大背伸幅度 3°～5°。接著將踝關節按上述操作方式進行蹠屈、內翻、外翻方向扳動（圖 283）。本法適用於踝關節扭傷、踝關節骨關節炎等病症的治療。

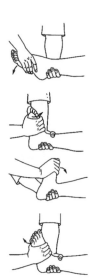

2. 距下關節錯位復位法

圖 283　踝關節扳法

患者坐床上，足踝部超出床沿，並視距下關節錯位類型，將內踝（內翻型）或外踝（外翻型）貼緊床面。一助手固定小腿上部，操作者一手由後跟向前握住足跟，另一手由足底向後握住足跟，雙手拇指重疊按壓跟距關節的外側（內翻型）或內側（外翻

型），餘指重疊托提跟距關節內側（內翻型）和外側（外翻型）。先將跟骨沿脛骨縱軸向遠端牽拉片刻；再使患足背屈，改為沿跟骨縱軸向遠端拔伸並盡量將患足內翻（內翻型）和外翻（外翻型）；保持片刻後，突然將患足內翻（內翻型）或外翻（外翻型），拇指用力向近端及下方推壓，餘指向遠端上方托提，呈一捻

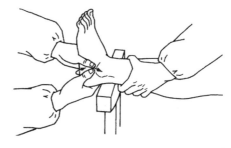

圖284　距下關節錯位復位法（內翻型）

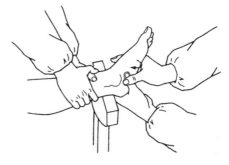

圖285　距下關節錯位復位法（外翻型）

動動作，使距下關節復位（圖284、圖285）。本法適用於距下關節錯縫的整復。

3.距舟關節錯位復位法

患者俯臥位，並根據舟骨移位方向而將該足側朝上（內移型足內側朝上，背移型足背側朝上，蹠移型盡量將足心朝上）。一助手固定踝部，另一助手握蹠趾部沿足縱軸方向向遠端牽拉。操作者以雙手拇指重疊按壓於舟骨移位側，餘手指托提於對側；令助手相對牽引患足片刻後，逐漸將患足轉變成導致舟骨移位的姿勢（如內移型者成外展位，背移型者成蹠屈位，蹠移型者成背屈

位），至極限位後，三人諧調動作，突然將患足姿勢向反方向扳動（外展位成內收位，蹠屈位成背屈位，背屈位成蹠屈位），操作者拇指同時推壓舟骨，即可復位（圖 286、圖 287）。本法適用於距舟關節錯位的整復，足部其他小關節錯縫亦可仿本法予以復位。

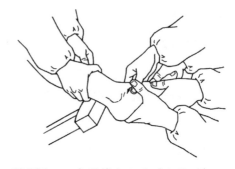

圖 286　距舟關節復位法（內移型）

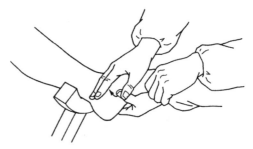

圖 287　距舟關節復位法（蹠移型）

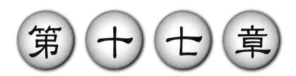

背頂類手法

所謂背頂類手法是指以物固定脊柱一點，並利用與該點不在同一水平上的反向剪切力使脊往後伸，以達到

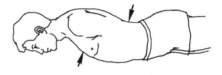

圖 288　背頂類手法模式圖

整復關節錯位或促進髓核回納的一類手法操作。背頂類手法可用（圖 288）模擬表示。

一、背法

1.背法

患者與操作者相背站立。操作者兩臂從患者腋下伸入，以屈曲的肘部勾住患者肘部並將其背起。囑患者肌肉放鬆，頭頸盡量靠近操作者背部。先停頓片刻，使患者因脊柱過伸而產生的腰痛加劇有所緩

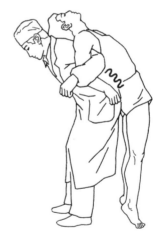

圖 289　背法(1)（牽拉晃抖）

解，並利用自身重力，牽拉患者脊柱，減輕肌緊張。然後慢慢將患者身體下滑，使患部對準操作者骶尾部；再做小幅度的左右晃抖動作，使患者身體隨之抖動（圖 289）；待患者肌肉鬆弛時，

做一突發的伸膝挺臀動作，
使患者脊柱震動，產生關節
面移動而復位（圖290）。本
法適用於腰椎後關節紊亂、
腰椎間盤突出症的治療。

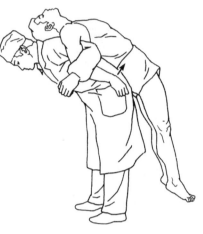

圖 290　背法⑵（挺臀伸膝）

2.側背法

背法也可這樣操作：操
作者以一手從患者健側腋下
伸過，從胸前抱住患者身
體，以髂嵴為支點，將患者側背起（圖 291）；停頓片刻後，適
時做一抖胯動作，使患者脊柱震動而產生復位移動。本法適用於
腰椎後關節紊亂的整復。

二、對抗復位法

患者坐位，雙手十指相扣，
抱於枕部。操作者站於其身後，
以與患側同側的足踏於患者坐
椅，膝部抵住胸椎棘突偏凸處下
緣，兩手從患者屈曲的肘關節內
穿入，抓住腕部，將其向後扳拉
至限制位，然後囑其深呼吸；待
患者呼氣期肌肉放鬆時，適時做
一突發、有控制的扳動，利用一

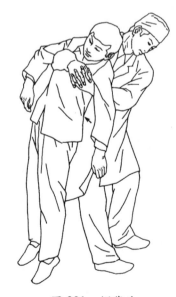

圖 291　側背法

對方向相反，不在同一平面上的剪切力，使小關節復位。本法適用於胸4至胸10節段胸椎後關節及肋椎關節錯位的治療（圖292）。

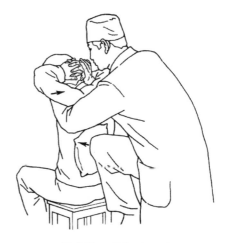

圖292　對抗復位法

三、頂法

1. 仰臥位頂法

患者仰臥位，背部墊一彈性墊子，使其身體略向前上傾斜，雙臂交叉於胸前，手抓住對側肩部而相抱，使胸廓組成一個整體而更趨穩定。操作者站於患側，一手握拳墊於錯縫的胸椎後關節或肋椎關節的下緣，一手推患者胸前相抱的手臂使脊往後伸至極限位；隨後囑患者深呼吸，待呼氣期肌肉放鬆時，適時做一突發、有控制推壓，擴大脊往後伸幅度

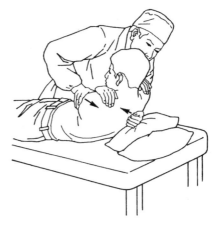

圖293　仰臥位頂法

3°～5°，即可復位（圖293）。此法患者容易放鬆，較為安全，適合於孕婦、年老、體弱多病者胸椎錯縫或肋椎關節錯縫的整復。

2.坐位頂法

患者坐位，身體略後仰，其他姿勢同上法。操作者坐於其身後，在患者後背與操作者胸前置一圓型彈力墊，墊的位置正好位於錯縫關節之下緣；操作者用雙手抱住患者兩肘部向後上方用力扳拉，使脊柱受輕度牽拉並後伸至限制位；囑患者深呼吸，乘其呼氣期肌肉

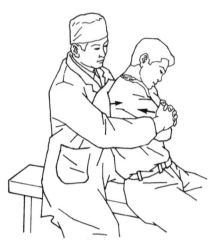

圖 294 坐位頂法

放鬆時，適時做一突發、有控制扳拉，同時胸部前頂，使關節復位（圖294）。本法適用於胸8以上節段椎骨錯縫和肋椎關節錯縫的整復。

3.立位頂法

患者站立，身體後仰，其他姿勢同前兩法。操作者站於其身後，在患者後背與操作者胸前置一圓形彈性墊，其高度位於錯位關節的下緣。然後操作者按坐位頂法的操作方式，扳頂胸椎而使之復位（圖295）。本法適用於胸8以上節段椎骨錯縫及肋椎關節錯縫的整復。

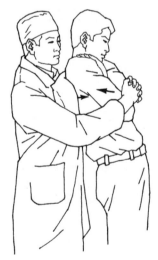

圖 295 立位頂法

四、踩蹻法

　　患者俯臥位，在其胸前及骨盆處各用幾個枕頭相疊墊起，使脊柱過伸，腹部懸空。操作者雙手抓住牆上扶杆，以承受自己體重；輕輕將兩足尖踏踩於患者腰部；然後囑患者正常呼吸，操作者根據患者呼吸週期而有節律地彈跳，吸氣時輕輕跳起，呼氣時輕輕落下，但足尖不能離開患者腰部，以免形成衝擊力（圖 296）。根據患者體質強弱，可逐漸加重（目前已少用）彈跳力量，以患者能忍受為限，一般彈跳 5～10 次即可。本法適用於腰椎間盤突出症治療。踩蹻法的足尖彈跳運動也可用雙手有節律的短促按

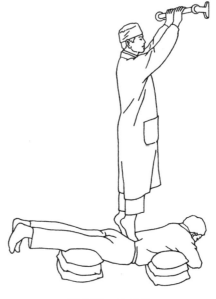

圖 296　踩蹻法

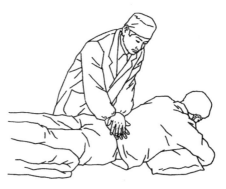

圖 297　按壓振腰法

壓動作來代替，這樣用力的大小和幅度較容易控制，但該法不再稱為踩蹻法，而稱為按壓振腰法（圖 297）。

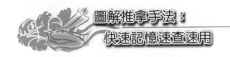

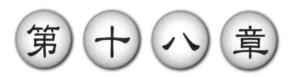

端提類手法

所謂端提類手法是指操作者握持患者肢體遠端做一短促突發的向上用力,利用患者重力和靜止慣性力穩定肢體近端而產生關節相對分離運動的一類手法操作。與拔伸類手法相比較,端提類手法雖然也沿肢體縱軸用力,但其作用過程十分短暫,而拔伸類手法則是持續用力。端提類手法可用(圖298)模擬表示。

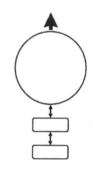

圖 298　端提類手法

一、端提頭頸

1. 背後操作

患者坐位。操作者站於其身後,以兩手掌托住其兩側下頜支下緣,並將患者枕部靠住自己胸前,把患者頭部向後上方端提至限制位;適時做一突發動作,利用手與軀幹的力量,擴大頭頸運動幅度 0.5 cm 左右,隨即放鬆(圖 299)。本法可使頸椎關節分離,利用肌肉和韌帶的彈性力,

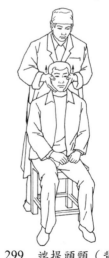

圖 299　端提頭頸(背後操作)

促使錯位交鎖關節復位。本
法適用於頸椎錯縫而伴有前
斜角肌痙攣患者的治療。

2. 前面操作

患者坐位。操作者站於
其面前，兩手虎口張開，托
住下頷角和枕骨下緣，以屈
曲的手指指骨間關節頂住錯

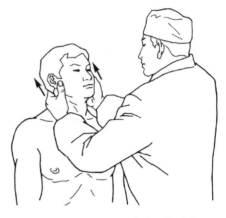

圖 300　端提頭頸（前面操作）

位前凸的頸椎橫突前結節；兩手協同用力，將頭部向上端提並做
小幅度左右搖晃，以放鬆頸肌；適時做一突發、有控制的端提動
作，向患者後上方用力，同時手指頂推頸椎橫突，使其復位（圖
300）。本法適用於頸椎錯縫伴有前斜角肌痙攣患者的治療。

二、端提胸脇

患者坐位。操作者站於其患側，以一側上肢前臂從患側腋下
穿過，屈肘，上提肩部，另一手握其腕部以穩定患側上肢；然後
囑患者深呼吸，每當吸氣終了時，上提患肩並隨即放鬆，連續數
次；待患者呼吸自然，肌肉放鬆時，乘某一吸氣期末，適時用力
迅速上提患肩，即可聽到復位聲。本法適用於胸 6 節段以上肋椎
關節錯縫的治療（圖 301）。

三、端提腰椎

患者坐位。操作者站於其身後，兩手從患者腋下伸過，環抱

患者胸部，使患者腰部做小幅度左右旋轉、搖晃和屈伸運動，待患者動作配合，肌肉放鬆時，適時將患者身體向後上方端提起，常可聽到復位聲（圖 302）。本法適用於伴有腰椎生理前凸增大、腰椎假性滑脫等情況的腰椎錯縫者的治療。

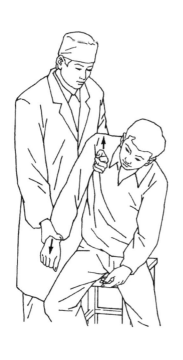

圖 301　端提胸脇

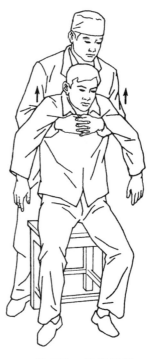

圖 302　端提腰椎

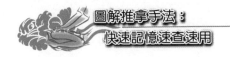

第十九章

抖動類手法

所謂抖動類手法是指操作者持患者肢體一端進行上下小幅度抖動，使肢體組織產生縱波振動，並將這一振動傳遞到遠處的一類操作。抖動類手法可用（圖303）模擬表示。

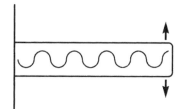

圖 303　抖動類手法模式圖

一、抖上肢

患者坐位，肩部放鬆，上肢下垂。操作者站於其前外側，雙手並握患肢前臂下端，在患肩外展、前屈 45° 位下微用力做小幅度的上下連續抖動，幅度由大漸小，頻率由低而高，使振動由腕部逐漸傳達到肩部，整個上肢產生明顯的舒鬆感（圖304）。本法具有疏通經脈、鬆解筋肉、滑利關節的作用，常用於治療肩、肘關節疼痛和運動障礙的結束手法。

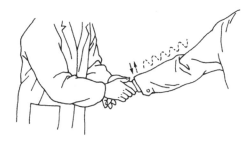

圖 304　抖上肢

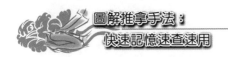

二、抖腕部

操作者雙手自上而下並握前臂下端，做小幅度上下連續抖動，使腕手自由地連續震抖。本法適用於治療腕關節疼痛、活動不利，常作為結束手法使用（圖305）。

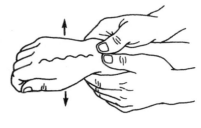

圖305　抖腕部

三、抖下肢

患者仰臥位。操作者站於其足端，兩手並握踝部，在下肢伸直抬高 30° 位置下，將其踝部做小幅度的上下連續顫抖，幅度由大到小，頻率由慢到快，但一般要比抖上肢時慢，前者的頻率為每分鐘200～240次，本法頻率為每分鐘 140～160 次。本法適用於髖膝關節疼痛、功能障礙的治療，常作為結束手法使用（圖306）。

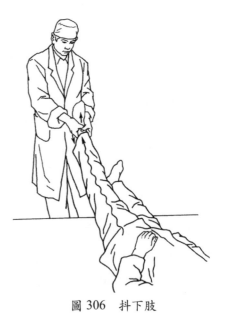

圖306　抖下肢

四、抖腰

　　患者俯臥位，雙手用力抓住床頭。操作者以一側腋下夾住患者兩踝部，腳尖抵住床腳，身體後仰，將患者下肢在後伸位下向遠端牽拉片刻；然後在保持拔伸作用下左右搖動患者下肢，待患者腰部放鬆時，突然上下抖動下肢；再用力牽拉，重複操作數次（圖 307）。本法具有解除腰椎後關節滑膜嵌頓、放鬆腰肌張力、促進椎間盤突出物移位和回納的作用，用於急性腰扭傷、腰椎錯縫、腰椎間盤突出症的治療。

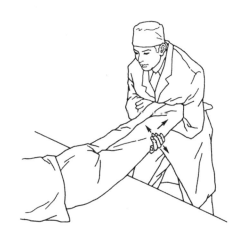

圖 307　抖腰

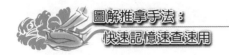

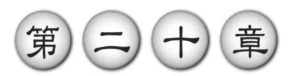

第二十章

推拿操作常規

一、頭面部操作常規

1.體位

坐位。

2.重點刺激穴位

睛明、神庭、太陽、下關、頰車、魚腰、頭維、角孫、風池、橋弓。

3.主要手法

一指禪推、抹、按揉、拿、拇指平推。

4.操作步驟

(1)以一指禪偏峰推法推面部，其具體路徑是：從印堂穴起沿額部正中線至神庭，沿髮際緣推到頭維，折向下方抵太陽穴，左右兩側各往返數次（圖 308）。當推到頭維穴處，由於

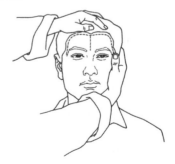

圖 308　一指禪推額部

額角處平面發生轉折，初學
者常會產生指端滑脫，可調
整手的空間位置，使拇指縱
軸與移動路線平行，以改善
拇指吸附能力。再從印堂出
發，沿眼眶內緣做「∞」字
形移動，即推上眼眶時自目
內眥推向目外眥，推下眼眶
時自目外眥推向目內眥（圖
309）。推眼眶時，手腕擺動
幅度要小，移動宜緩慢，以
防止拇指滑脫而戳碰眼球。

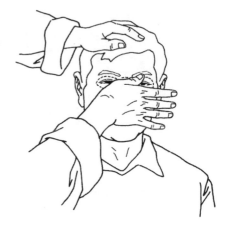

圖 309　一指禪推眼眶

但推至目內眥經鼻梁骨到另
一側目內眥過程中，由於骨
面崎嶇不平坦，亦易滑脫。
操作時可略改變方向，先從
目內眥推至印堂穴，再從印
堂穴移至另一側目內眥，就
較容易操作。最後，從印堂
出發，沿鼻梁外側、顴弓下

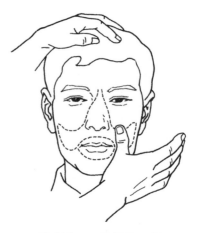

圖 310　一指禪推面頰

緣推至下關穴，沿下頜骨下頜支推到頰車，折向內移動至地倉穴
後再環繞口輪匝肌一周，沿原線返回印堂，左右往返數次（圖
310）。推面頰部時，若患者肥胖，拇指將陷在皮肉內，難以移
動，可一方面減輕壓力，另一方面改變手的位置，使拇指縱軸與

移動路線垂直，就容易操作。

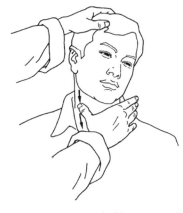

(2)沿上述路線用抹法，並在抹的過程中自然配合點揉睛明、魚腰、太陽、頭維、角孫、下關、頰車等穴。

(3)用拇指平推法自上而下推橋弓，每側 15 次（圖 311）。

(4)用掃散法在顳部膽經區域操作，每側各 15 次。

圖 311　推橋弓

(5)抓頭頂，抓時五指分開中，指對準督脈，食、無名指對準兩側膀胱經，拇、小指對準兩側膽經，邊抓邊移向枕部；至枕部後改為三指拿，拿風池、拿項部肌肉、拿兩肩井，結束操作。

5.適應症

凡頭痛、失眠、高血壓、感冒、面癱、三叉神經痛等病症均可用頭面部操作常規為基本操作程序，並根據辨證、辨病論治，予以增減。

二、頸項部操作常規

1.體位

坐位。

2.重點刺激穴位

風池、夾脊、肩井、扶突、肩中俞、天宗。

3. 主要手法

滾法、一指禪推法、拿法、按揉法、拔伸、環搖、推扳。

4. 操作步驟

⑴先以一指禪偏峰推，兩手同時操作，刺激風池穴（蝴蝶雙飛）1 分鐘，再以雙手交叉扶持推兩側頸部（或用跪推法），沿夾脊穴路線，自風府旁至定喘，上下往返數次。

⑵先滾頸項部及肩背部，自枕下至肩胛骨內側緣間區，以放鬆肌肉，再滾邊頸項，邊配合頸椎俯仰、旋轉、側屈扳動，約5分鐘。

⑶拿風池、拿項肌、拿肩井。

⑷點揉風池、肩井、扶突、天宗、肩中俞。

⑸頸椎拔伸片刻，以拉開椎間隙，放鬆肌肉，便於後續操作。

⑹根據辨證、辨病論治原則，選用合適的頸椎復位手法。

⑺擦頸項、肩背。

⑻搖頸。

5.適應症

凡落枕、頸椎病、前斜角肌綜合症，均可選用頸項部操作常規為基本操作程序，並予手法增減。

三、肩部操作常規

1.體位

坐位或臥位。

2. 重點刺激穴位

肩髃、肩內陵、天鼎、缺盆、外天宗、尺澤、曲池、合谷、手三里、外關。

3. 主要手法

法、一指禪推法、拿法、按揉法、環搖、推扳、搓法、抖動。

4. 操作步驟

⑴㨰頸項、肩背部，以放鬆斜方肌、提肩胛肌，菱形肌。

⑵一指禪推天鼎、缺盆穴，使手法感應傳導至肩痛部位（圖312）。然後，用一指禪推肩內陵、肩髃穴。

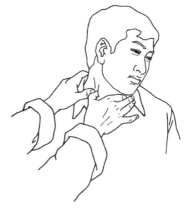

圖312　一指禪推天鼎、缺盆穴

⑶肩關節周圍，配合肩關節外展、前舉、內收、旋轉、後伸。㨰肘窩，配合肘關節伸展、前臂外旋扳動（圖313），以消除肱二頭肌下端止點的損傷性炎症。

⑷拿揉肩關節循臂而下，重點刺激尺澤、曲池、手三里、合

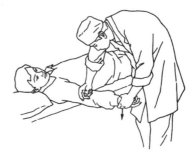

圖313　㨰肘窩配合肘關節

谷、外關，重複三次。

⑸環搖肩關節。

⑹搓肩臂，抖上肢，結束操作。

5. 適應症

凡肩關節周圍炎、肩袖病、肱二頭肌長頭腱鞘炎均可以肩部操作常規為基本操作程序，並根據其病理特點而增減。

四、肘部操作常規

1. 體位

坐位或臥位。

2. 重點刺激穴位

曲池、手三里、尺澤、少海。

3. 主要手法

揉法、按法、彈撥、拿法、推扳、環搖、搓法。

4. 操作步驟

⑴先揉肘關節周圍及前臂約 3 分鐘，以減輕疼痛，放鬆肌肉，便於後面操作。接著邊揉肘關節周圍，邊配合肘關節扳法：邊揉肘窩部，配合肘關節伸展扳動（圖 313）；邊揉肘後部，配合肘關節屈曲扳動（圖 314）；邊揉肘關節橈側，配合前臂旋前及屈腕扳動（圖 315）；邊揉肘關節內側，配合前臂旋後及伸腕

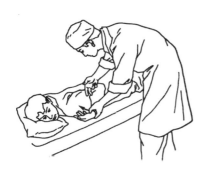

圖 314　撳肘後部，配合屈肘扳動

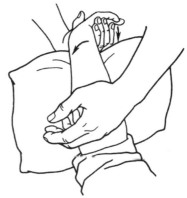

圖 315　撳肘橈側，配合旋前屈
　　　　腕扳動

扳動（圖316）。

　　⑵拿揉前臂，循肘關節而下，重點刺激曲池、尺澤、手三里、少海、外關、合谷穴。

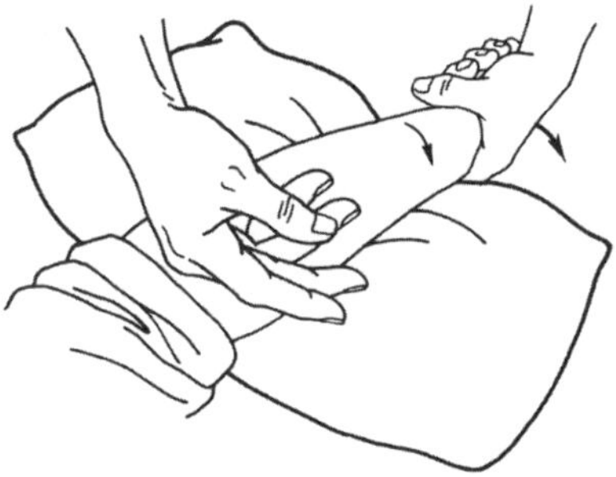

　　⑶用拇指彈撥肘部壓痛點，以分離黏連。

　　⑷搖肘關節。

圖 316　撳肘尺側，配合旋後伸腕扳動

　　⑸擦熱壓痛點局部。

　　⑹搓肘部、前臂，結束治療。

5. 適應症

　　凡肘關節扭傷、肘關節周圍黏連、網球肘、高爾夫球肘，礦工肘均可用肘部操作常規為基本操作程序，予以增減。

五、腕手操作常規

1. 體位

坐位。

2. 重點刺激穴位

內關、外關、大陵、合谷、陽溪。

3. 主要手法

㨰按揉、拿、捻、環搖、推扳。

4. 操作步驟

⑴先㨰前臂及腕關節周圍，以減輕局部疼痛，放鬆肌肉。然後拔伸腕關節（或指骨間關節），再㨰邊腕部，邊配合腕關節扳法。其方法為：邊腕關節橈側，配合腕關節尺偏扳動（圖317）；邊㨰腕掌側，配合腕背伸扳動（圖318）；邊㨰腕尺側，配合腕橈側屈扳動；邊腕背側，配合腕掌屈扳動。

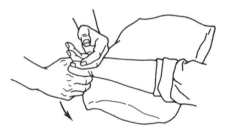

圖 317　腕橈側，配合腕關節尺偏扳動

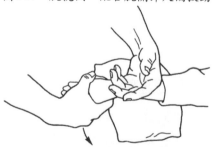

圖 318　腕掌側，配合腕背伸扳動

⑵拿揉前臂、腕部、手掌，重點刺激內關、外關、大陵、合谷、陽溪穴，捏各掌骨間隙，捻各指。

⑶搖腕部（或指骨間關節）。

⑷擦熱局部。

⑸搓、抖腕部，結束操作。

5.適應症

凡腕關節扭傷、橈尺遠側關節損傷、狹窄性腱鞘炎、腕管綜合症均可以腕手操作常規為基本操作程序，予以增減。

六、腰背部操作常規

1.體位

俯臥位。

2.重點刺激穴位

夾脊、背俞、腰眼、髂腰角、臀上皮神經區。

3.主要手法

㨰法、按法、彈撥法、推扳法、環搖法。

4.操作步驟

⑴先在脊柱兩側用㨰法操作，自上而下，自下而上，往返數遍，左右交替，以放鬆豎脊肌。㨰法操作過程中應避免掌指關節骨突撞擊棘突，引起疼痛不適。

(2)以拇指按壓有關夾脊、背俞及背部筋結反應點，再用掌按法循脊柱自上而下輕壓胸腰椎棘突，注意呼氣時按脊，吸氣時移動。按壓過程中常可聞及彈響聲，以糾正椎骨細微錯移（圖 319）。

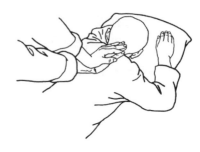

圖 319　按壓脊柱

(3)揉兩腰部，邊揉邊配合下肢後伸扳動。

(4)以兩手拇指相疊，按揉或彈撥腰 2～4 橫突、骶腰角、臀上皮神經區，以刺激穴位，分離黏連，減輕疼痛（選擇性）。

(5)根據疾病病理特點及節段高低，有選擇地應用胸腰椎或肋椎關節復位手法。

(6)揉脊柱兩側。

(7)擦兩側膀胱經，橫擦損傷節段局部，搓腰部。

(8)仰臥位搖腰，順時針方向及逆時針方向各搖 15 次。

5.適應症

凡腰背部軟組織損傷、岔氣、閃腰、腰椎間盤突出症、腰肌勞損等症均可用腰背操作常規為基本操作程序，並根據其病理特點予以增減。

七、胸腹部操作常規

1.體位

仰臥位。

2.重點刺激穴位

募穴、背俞穴。

3.主要手法

摩法、一指禪推、按揉、擦法。

4.操作步驟

(1)先以拇指偏峰推胸部任脈
路線、患處肋間隙，或用推摩法
在腹部操作，配合點揉募穴，約
10分鐘。

(2)分推膻中或分推腹部，約
50～100次（圖320）。

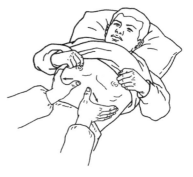

圖320　分推腹部

(3)掌擦兩脅肋或少腹，以微
熱為度（圖321）。

(4)俯臥位，以一指禪推循兩
側膀胱經上與病變臟腑有關的背
俞穴，上下往返數次，約 5 分
鐘。擦熱膀胱經。

(5)循經取穴，按揉有關十二
經穴位。

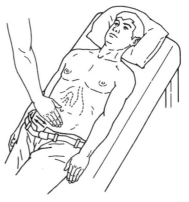

圖321　掌擦少腹

5.適應症

凡胸腹腔內臟疾病，均可以胸腹部操作常規為基本操作法，再根據其病理特點予以增減。

八、髖臀部操作常規

1.體位

臥位。

2.重點刺激穴位

次髎、環跳、臀上皮神經區、腹股溝區、恥骨梳、臀中肌、闊筋膜張肌。

3.主要手法

㨰法、按揉、彈撥、推扳。

4.操作步驟

⑴俯臥位。擦兩側腰部，配合下肢後伸扳動。

⑵㨰臀部、大腿後側至膕窩部，上下往返 3 遍；再㨰梨狀肌體表區，配合髖關節內旋扳動。

⑶按揉次髎、環跳穴，彈撥臀上皮神經區、臀中肌壓痛反應點。

⑷仰臥位，㨰腹股溝部至膝上方，上下往返 3 遍；患肢成「4」字形，㨰邊內收肌，邊配合壓膝扳動。

(5)按揉恥骨梳內收肌壓痛反應點。

(6)側臥位，闊筋膜張肌至膝外側，上下往返3遍，邊揉邊配合內收髖扳動（圖322）。

(7)按揉闊筋膜張肌壓痛反應點。

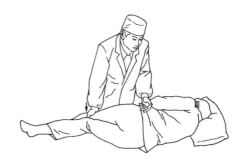

圖322　揉股外側配合內收髖

(8)拔伸患肢，根據病理特點，應用　骶關節、髖關節整復手法（選擇性）。

(9)搖髖關節，抖下肢。

5.適應症

凡骶髂關節扭傷、臀筋膜勞損、梨狀肌綜合症、髖關節扭傷、股外側皮神經炎、內收肌損傷均可以髖臀部常規操作為基本操作程序，並予以增減。

九、膝部操作常規

1.體位

臥位。

2.重點刺激穴位

健膝、髀關、膝眼、髕骨周緣、委中、委陽。

3. 主要手法

㨰法、按揉、拿法、推扳、環搖。

4. 操作步驟

⑴仰臥位。㨰股四頭肌，自腹股溝至髕骨，上下往返 3 遍，在髀關、健膝、髕骨內上角處做重點刺激。再按健膝，按揉髕骨周緣，拿髕骨數次。

⑵㨰兩膝眼處，配合屈膝扳動。

⑶掌根抵住髕骨下緣向上推，緊張髕韌帶，並做快速左右擺腕振動（圖 323）。

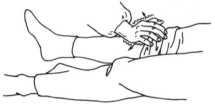

圖 323　振髕骨

⑷俯臥位，㨰膕繩肌，自坐骨結節至膕窩，上下往返 3 遍，在委中、委陽處重點刺激。

⑸㨰膕窩，配合伸膝扳動。

⑹拿大腿，自上而下，從髖關節至膝關節，在重點刺激穴位處停留片刻，加強刺激。

⑺㨰股骨內、外上髁及脛腓骨側副韌帶附著處。

⑻屈膝90°，環搖膝關節；搓膝部，擦膝部，抖下肢，結束操作。

5. 適應症

凡膝關節扭傷、膝關節炎、膝關節周圍黏連、脂肪墊勞損等

病症均可用膝部操作常規作為基本操作法，並適當增減。

十、足踝部操作常規

1. 體位

臥位。

2. 重點刺激穴位

昆侖、太溪、丘墟、照海。

3. 主要手法

㨰法、按揉、拿法、拔伸、環搖、推扳、擦法。

4. 操作步驟

⑴脛前肌群至踝關節、足背，上下往返 3 次；腓骨肌群至踝關節外側，上下往返 3 次；㨰脛後肌群至踝關節內側，上下往返 3 次。

⑵拿小腿，自上而下，在昆侖，太溪、丘墟、照海穴處做重點刺激。

⑶拔伸踝關節，並在拔伸狀態下按揉踝關節間隙（圖 324）。

⑷㨰外踝，配合足內翻扳動（圖 325）；㨰內踝，配合足外翻扳動（圖 326）；㨰跟腱，配合足

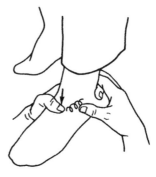

圖 324　按揉踝關節間隙

背屈扳動（圖 327）；撥踝關節前方，配合足蹠屈扳動（圖
328）。

(5)拿揉各蹠骨間隙，自近而遠；捻各趾。

(6)環搖踝關節，擦踝關節間隙，搓踝部，結束治療。

5. 適應症

本操作常規適用於踝關節扭傷、踝關節骨關節炎的治療。也
可根據病理特點，予以增減。

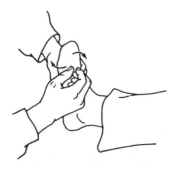

圖 325　撥外踝配合內翻扳

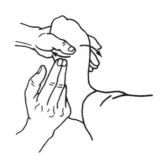

圖 326　撥內踝配合外翻扳

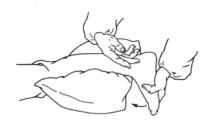

圖 327　撥跟腱配合伸踝扳

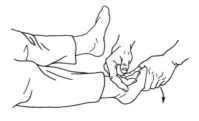

圖 328　撥踝前方配合蹠屈扳

國家圖書館出版品預行編目資料

圖解推拿手法 ： 快速記憶速查速用 / 沈國權，嚴雋
陶編著． -- 初版． -- 臺北市 ： 華志文化，2019.01
面；　公分．-- (醫學健康館 ；17)
ISBN 978-986-96357-7-6(平裝)

1. 推拿
413.92　　　　　　　　　　107021528

系列／醫學健康館 17

書名／圖解推拿手法：快速記憶速查速用

書號／C217

作者　沈國權　嚴雋陶醫師合著

執行編輯　簡煜哲

美術編輯　楊雅婷

封面設計　王志強

文字校對　陳欣欣

企劃執行　張淑芬

總編輯　黃志中

社長　楊凱翔

出版者　華志文化事業有限公司

電子信箱　huachihbook@yahoo.com.tw

地址　116 台北市文山區興隆路四段九十六巷三弄六號四樓

電話　0937075060

總經銷商　旭昇圖書有限公司

地址　235 新北市中和區中山路二段三五二號二樓

電話　02-22451480

傳真　02-22451479

郵政劃撥　戶名：旭昇圖書有限公司（帳號：12935041）

出版日期　西元二〇一九年一月初版第一刷

Printed In Taiwan

版權所有　禁止翻印

本書由上海科技出版社授權繁體字版權

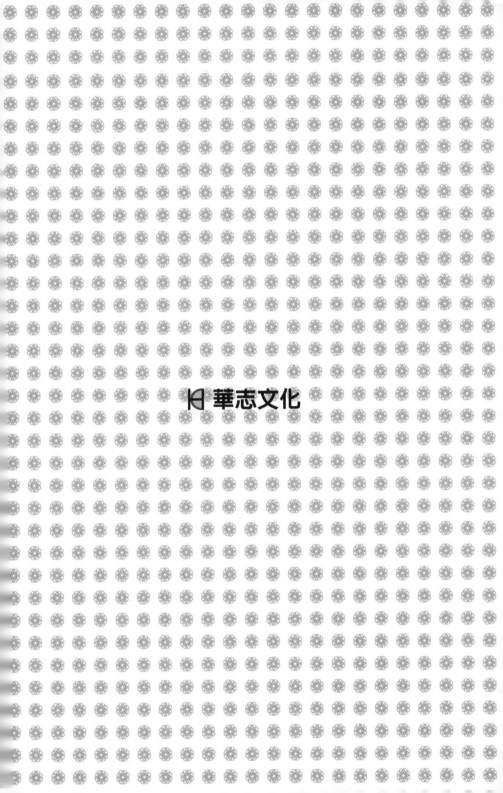

華志文化